怎麼吃、吃什麼，
才能「真」健康

吃的
基因革命

小兒科、內科醫學博士

李世敏 /著

文經社

自序——
醫者的使命

　　我永遠不會忘記幾年前當我看到蓋瑞·王（Gary Wang）的情景。他是我的一位病人，當時他只有三十九歲，是一個非常大的電腦公司的高級主管，年薪數十萬，有個美麗的太太及可愛的孩子，人生可說是相當成功，可惜他卻被醫生告知可能不久人世。最後，在經歷多年的求學苦讀，並在社會上開創出一片美好的前景時，卻於太太及孩子絕望的表情中撒手人寰。他曾經是那麼的自信聰明，他一生的夢想是衣錦還鄉，給台灣的父母一點尊榮與驕傲。但是他依然無法戰勝命運，無法治癒他從美國到中國大陸遍訪名醫的肝硬化。

　　另一位名叫麥可的病人在四十八歲時，突然因為腦中風休克而半身不遂。他本來就太胖，加上工作忙、應酬多，過高的膽固醇早已讓他患有高血壓、心血管硬化等慢性病，雖然想要改善健康但為時已晚。

　　像他們二人的例子，在這個時代天天發生，多少次我面對因高血壓引起中風的病人，躺在床上，無奈地面對孤苦無依的妻兒；多少次，我面對正想在事業上展翅高騰的年輕癌症病人，他們那面露絕望、又不

甘心的痛苦表情；多少次，我看到年老的父母面對著洗腎、肝硬化、腦出血的兒女，那種捨不得又自咎的絕望臉色。一幕幕的情景久久盤旋在腦海中⋯⋯，多少人的健康、生命就這樣無奈地失去盼望。

我是個醫師，在美國最好的醫院中接受過訓練。此刻，我卻無能為力，只覺得自己能力實在渺小。與許多醫學家們一樣，我深切地體認到，人類要為自己的疾病負99％的責任，因為大部分的疾病是源於人們的無知、無法犧牲的欲望，以及錯誤的選擇，其實很多病痛是可以避免或改善的。

在大家追逐名利的現代社會中，健康總是最晚才受到重視。現代人用一生最健壯的時光在追求財富，但是當進入中年後，卻需要用財富來換取健康，且往往為時已晚。預防重於治療，就像你要成功一定要有周詳的計畫一樣。

醫者的使命

我深受蘿莉・白・瓊斯（Laurie Beth Jones）寫的書《耶穌談成功（The Path）》的影響及感動，她說：「如果人的一生完全不知道自己的使命（Mission）就死去，那麼你存在及目的是什麼？」「泰瑞莎修女的使命，是對貧窮以及生命垂危的人表達慈悲與憐憫；

南非總理曼德拉的使命,是結束種族隔離等。」而我活著的使命,是不是每天忙碌地看那些擠滿候診室的病人,滿足於在美國擁有的高收入、高級物質生活的人生呢?我值得把分秒是金的時間花在寫這本書嗎?

愛,就是在別人的需要上看到自己的責任

然而,我所面對的是愈來愈年輕的中風、癌症的病人,愈來愈多讓現代醫學束手無策的疾病,以及愈來愈多的人生活在疾病的困擾中。我選擇當個醫師,也立志要為人類的健康付出心力,幾年來,我下定決心希望能為現代人類的健康出點心力。多少年來的自我期許,憑著對人類健康的責任,加上多少年來對於抗老的研究,以及在我主持的抗老化中心的臨床經驗,現在我終於可以把我對人類健康的一點研究心得,與大家分享。多少時間、精力與金錢的付出,不但我自己的健康受益無窮,也使許多病人恢復健康,同時也看到許多家庭的重整,我體會到「施比受更有福」的真理。「愛就是從別人的需要上看到自己的責任」,我心裡時常以這句話為座右銘。

本書是累積多年來,我對數千份科學報導所做的研究,及我自己對無數病人的臨床實驗研究而寫成的。所收錄的研究報告,都是經過科學證明的,並且

在醫學界、科學界被公認為可信的。希望本書將會對你、你的家庭及你所愛的人的健康有點助益。

　　若無多位醫師提供的臨床經驗、我的病人的合作以及家人的支持、幫助，我是不可能完成這本書的，在此致上深深的謝意。

前言

無病活到一百二

　　每個人都希望能避免因年齡的增長，也就是我們所說的老化，而引起的疾病，包括：心臟病、高血壓、中風、老年癡呆、癌症，以及漸漸失去的青春活力與體力。我們看到我們的父母或是祖父母，在他們大約七十歲左右去世時，多半是疾病纏身、孤獨無助地與生命搏鬥。人們開始意識到，生命應該是更健康且豐富的，我們要活得久且健康，不希望到老年時，有任何一刻坐在輪椅上、住在老人院，依靠別人的幫助，或是成為家人及社會的負擔。愈來愈多的人希望找到解決的方法，科學家及醫師們也投入愈來愈多的研究去尋找答案。

　　在進入二十一世紀時，人們開始尋求醫學界與科學家們幫助，讓他們活得更健康，他們要「活得久、死得快」而不是「活得不久且死得慢」。人們不希望一進入中年就大小病不斷，辛苦地活到六、七十歲而死亡。因此，如何活得健康是現代最熱門的研究之一。而要達到這個目的，與一個人一生的飲食習慣及營養素的攝取，有決定性的關係。

　　過去很多的專家提出不同的飲食原則，但是在

二十世紀末期，這些原則已有了重大的改變。原因是，以前的飲食原則並沒有對人類的健康帶來預期正面的影響。這促使科學家尋找錯在哪裡；加上分子生化研究的進步，對於食物在人體內產生的生化變化與健康的影響，更進一步地被揭發出來。因此，現在談如何吃出健康、如何攝取營養素的科學依據，與以前是大不相同的，且較可信。

老化是不可避免的人生旅途，但是老化是自然且應該沒有疾病的。遺憾的是，對大部分的人來說，老化都伴隨著不同程度，以及不同類型的疾病，有的殘廢、有的半身不遂，有的則生活不便或失去生活的品質。雖然人類的壽命比過去的一世紀增加了一倍之多，但是伴隨著老人（上了六十歲以上）的，是愈來愈多的慢性疾病。在美國，六十歲以上的人每天平均要吃十二顆藥，這代表老人是有各式疾病的一群。

一九九八年，我參加美國抗老化醫學會的年會，與會的是世界各地研究抗老化的專家。這個醫學會是目前世界發展最快速的學會，其研究報告引起全世界的關注。這個協會的主要目的是幫助人類活得健康、活得長壽。過去十餘年，我加入了人類抗老化的研究，其中一項主要的研究，是食物對人體健康及老化的影響，我有幸與許多世界各地的研究學家一起研究，也在我主持的抗老化中心進入臨床試驗。

　　我的病人有大企業的老闆，也有一般平凡的薪
水階級，但是我發現，每個人都希望在上了年紀後，
仍然有年輕的體力與健康。有的想擁有健康的體力，
來享受辛苦得來的成功，有的希望即使沒有輝煌的一
生，也能健康地過獨立的晚年。很多人為了要恢復健
康，不計花費。也有很多人對我說：「醫師，我老
了，不再有體力，而且慢性病很多，我把身體交給你
了。」我很高興這些人對我的信任，但是很多人忽略
了，不管是飲食習慣的改變、生活型態的改變或健康
食品的定期攝取等，都需要自己下定決心的配合，否
則我們只能有限度地幫助。

基因革命

　　人之所以會與其他動物不同，是因為人類的基因
與其他動物不同。當一個男人的精子與一個女人的卵
子結合成受精卵時，來自精子與卵子中的一群由胺基
酸組成的化學物質（DNA），醫學上稱為「基因」
（Gene），就決定這個受精卵會發育成一個有各種不
同人類器官的人。人類的基因設計也決定人類該吃什
麼，該怎麼吃才最健康，就如同牛需靠吃草、老虎需
靠肉食來維持健康與生命一樣。科學家已經在動物和
人體上的實驗證明，這本書裡講的「如何吃才健康」

的飲食原則，可以使一個人的基因活動力年輕起來。

在二十世紀末，醫學上最偉大的發現就是，科學家們已幾乎完全知道各種不同動物——包括人類——DNA圖譜及其基因組合。科學家還可以在實驗室裡，藉著化學物質組成不同動物的基因，進而可以在實驗室裡製造動物，不需經過動物的生殖器官。

基因醫學的發展以及胚胎幹細胞的研究，也讓人們知道，哪種飲食最適合人類的健康；加上基因工程及分子生物學的研究，科學家們終於能更進一步地測量出，食物在體內引起的各種反應和它們對健康的影響，而不是像從前所做的「怎麼吃才健康」的研究，只是根據食物在腸胃裡消化的完全與否，以及他們所能提供營養素的理論。

基因潛能

基因醫學的突破，不僅揭開人類生命之源，也更進一步讓人們了解人類各方面的潛能，科學家稱為「基因潛能」。什麼是基因潛能？基因潛能，是一個人在他一生中所能發揮的天賦能力的極致，包括：身高、IQ（智力的發育）、EQ（情緒管理的能力）、音樂、體能、藝術、語言等方面的潛在能力，這個潛能也包括一個人的健康與壽命。每個人一出生就從父母

的基因遺傳，決定了他這一生在各方點潛能，但如何讓一個人的基因潛能發揮，卻是後天可以決定的，而一個人的健康潛能的發揮與飲食有相當大的關係，食物可說是人體健康的最重要決定因素。

壽命的基因潛能

地球上所有的動物都有其壽命的基因潛能，如：老鼠是七百天，狗是二十三年，馬是三十二年，大象是四十五年，猩猩是五十二年，而根據科學家的研究以及人類學家的證明發現，人類壽命的基因潛能是可以從一百二十到一百四十歲的。

美國一個著名小說家詹姆士・希爾頓（James Hilton），在他1934年著名的小說《失落的地平線（The Lost Horizon）》中寫下一個真實故事。故事中，他描述一個叫「香格里拉」（Shangri-La）的地方，並在1937年拍攝成電影，1960年改為彩色電影，在世界各地造成轟動。

這部電影把那個地方的人健康長壽活到一百二十歲的原因，歸究於他們的飲食、平靜的生活、在花園或農場裡勤勞的工作，以及很好的基督教信仰和生活方式。香格里拉這一群健康長壽的人，是住在中國北邊西藏的一個高原，約海拔一萬五千呎的地方。這本書還得到「普拉茲新聞獎」（Pulitzer Prize）。

另一個長壽的民族是「Russian Georgians」（蘇俄的喬治人），他們是住在高加索山脈一帶地方，這地方海拔約一萬二、三千呎高。這些人住在很簡單的石洞裡，沒有任何電器。他們到了一百歲時，血壓仍維持一○四/七二，女人到了五十二歲以後，仍然可以生育。他們每天喝約二百公克由大麥做成的飲料，一大杯水果做成的酒。這裡的人大部分以牧羊或種果樹為業。在紀錄上，一位名叫Shirali Mislimov的先生，在一九七三年時已一百六十七歲，但還是健壯地活著，是世上活得最久的一個人，每天仍然在果園工作。這裡的人，八十歲前就像他們的青春期，八十到一百二十歲是他們的中年，一百二十到一百六十歲則是他們的老年。很多人在一百歲以後才結婚，且仍有頻繁的性生活。

另外一個很長壽的民族是「Bilca Bamba」，我們稱這群人為「安達斯人」，他們住在安達斯山脈，也是一個海拔一萬二、三千呎的高地。這些位於美洲東北部地區山脈的人，在一九七一年的人口統計顯示，每一百人之中，就有一人超過一百歲。又有一種族群叫「Titicaca」，是一群住在貝魯的安德斯高地的人，也是一萬兩千呎高地的地方。此地有很多河流，是由遠處高山上溶解的冰河留下來的水，含有很多的礦物質，這種冰河被叫做「Glacial Milk」，是指含有很多

礦物質的水。這種河水整年灌溉的土地非常肥沃,種植的蔬菜等也都是非常營養,這些人就是吃這些營養豐富的食物而得以長壽。

還有,另一族人叫「Hunza」,也是健康長壽的族群,這些人幾乎沒有疾病,他們健康的原因,是他們生活在非常乾淨的環境裡,勤奮工作、吃營養非常豐富的食物;他們維持傳統的飲食,幾乎與文明世界隔絕。這些人大約住在七千五百呎的喜馬拉雅山高地,四面環繞著大約二萬呎高的山,整年有冰河融解的水流下來灌溉土地,含有非常多的礦物質,他們也飲用這些水。他們的食物有70%是生食的,而且不吃動物的肉。煮蔬菜時只放一點點水,他們也吃許多穀物及生果。他們從生果裡,榨取一種含有豐富維生素E的油,來煮食物及當化妝品,他們偶爾也喝一些羊奶。

以上所說的,是非常出名的五個健康長壽族群,他們的平均壽命都在一百二十到一百四十歲之間。因此我們知道,人類壽命的基因的潛能是一百二十到一百四十歲,這是不爭的事實。但是世界已開發的國家中,最長壽的日本人,平均壽命也只是八四點二八歲,美國人的平均壽命是七八點五歲,波蘭七七點八歲,蘇俄七一點五歲。但要在環境沒有汙染,以及所食用的食物含有豐富的維生素與礦物質等營養素的情況下才可能。科學家們發現也證實,雖然我們沒辦法

改變環境，卻能選擇所吃的食物，包括食物營養補充品，來補充身體所需要的營養素，那麼人類健康地活到一百到一百二十歲，是毋庸置疑的。

人類的壽命倍增

一九〇〇年時，美國人平均壽命是四十五歲，到了一九九〇年，增加到七十五歲，原因很多，醫藥發達、生活水準的提高、預防注射的施行等都有幫助。科學家們預測

在一九九五～二〇〇〇年間生的孩子，他們將平均活到八十歲的年齡，以後人的壽命勢必更長。現在美國人口比例增加最多的年齡層是百歲人瑞。科學家們相信，這樣子發展下去，不久的將來，人類將可以健康活到一百二十歲，這不是因為人類的基因改變了，而是人類壽命與健康的潛能，因著各樣的因素被開發出來了。

Contents 目錄

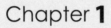

Chapter **1**

食物與荷爾蒙
如何影響健康？

🍴 食物的影響

食物決定你成為什麼樣的人

　　很明顯地，沒有食物就沒有生命，沒有身體裡面的消化及生理系統，來分解、利用這些食物，生命也將不能持續。

　　食物除了可以讓你不致饑餓，讓你享受美味以外，對身體還有更重要的意義。要達到真正的健康，你必須注意每天吃進去的食物，是不是能幫助你發揮健康的潛能。英文有句話很有意思，是這樣寫的：「You are what you eat.」意思是，你吃什麼樣的食物，決定你會成為什麼樣的「人」，這包括：思想、情緒，以及健康等等的影響。在一般人健康亮起紅燈的年齡愈來愈低的時代，人們終於了解到一個事實，就是你每天吃進肚子裡好幾公斤食物的品質、成分，與你的健康，以及生命是那麼密不可分。

健康軌道

　　食物除了讓一個人有生命氣息以外，更重要的是，這些食物如何讓一個人生活在一個充滿活力（包括體力、腦力等）的狀態，在醫學上稱之為

「Zone」，也就是所謂的「健康軌道」。

　　一般人所說的健康就是沒有疾病，而這裡所講的「健康軌道」，是指一個人處在非常健康的狀況，在這個狀況下，產生疾病的機會非常少，精神狀態非常輕鬆，頭腦非常清晰敏銳，而且充滿無限的活力；用醫學的解釋就是，這時候身體各個部分的代謝狀態，運行在最佳的狀況，就像是太空船進入軌道，可以用最少的能量自由地運作一樣。而在這個軌道以外，你將會有健康上的問題，大到疾病的產生，小的體力不濟、頭痛等等，而如何達到這個健康的軌道，與你所吃進去的食物種類與比例，有非常重要的關係。

什麼是健康的飲食？

　　如何使身體因著我們的飲食而達到「健康軌道」呢？最新的科學研究已有了答案。在過去二十年，有非常多被誤認為是健康的食物分配方式，被營養學家或醫生們提出來。主要是根據「蛋白質」、「脂肪」，以及「醣類」這三類巨大元素的比例來建議。從最早認為是三分之一的蛋白質食物、三分之一的脂肪食物，以及三分之一的醣類食物分配是最健康的。當時的營養學家只了解這三類食物都是身體所需的，均衡攝取是最好的。

　　但是，當脂肪食物在一九九〇年被證實，與很多退化性的疾病有關後，如動物性脂肪會危害心臟與血管、產生癌症等，營養學家又重新建議脂肪的攝取量和種類。當時營養學家開始建議，成人應減少脂肪的攝取量，為食物總能量的20～25％，並增加醣類食物的攝取量為45～50％。另外，醣類的攝取也不再那麼單純，由於精緻糖、人工糖被大量使用在食物上，如：麵包、糖果等，使得一般人攝取的醣類食物，不再像人工糖出現前那麼單純。人工糖對於人體的壞處多於益處，也是現代人愈來愈多慢性病的原因之一，因此，營養學家對於醣類攝取的比例和種類，也有了新的建議。

　　到了一九九〇年代中旬，科學家更漸漸地發現，除了這些巨量元素外，食物裡面的微量元素，也是維持健康不可或缺的部分。因此，一些營養學家開始以食物裡面所含的微量元素，包括：維生素、礦物質，以及食物營養素如：抗氧化物等，對人體健康的影響做研究，進而發現吃某些食物對健康有益，如：胡蘿蔔裡的「β-胡蘿蔔素」有益眼睛，吃大蒜可預防感冒、減少癌症的發生等，也幫助了許多人的健康。

　　到了一九九〇年代末期，人們又開始研究哪些食物會對身體造成不好的影響，尤其是高血壓、糖尿病、心臟血管疾病盛行，以及愈來愈多的癌症被發現

時，人們談論最多的是「什麼食物不可應該吃？」

總之，隨著文明的進步，食品工業的發達，飲食不再是那麼單純了。到了二十世紀末期，美國營養學會所建議最適當的飲食分配，以卡路里來算是15％～20％的脂肪、15％～20％的蛋白質，以及60％～70％醣類食物的攝取。而美國心臟學會則建議，最健康的飲食分配：是食物中的卡路里20％蛋白質、20％脂肪、60％醣類。另外，有一些提倡素食的人建議的是，10％的植物性蛋白質、10％的植物性脂肪，而80％是蔬菜、水果等醣類的食物分配。（請看圖一及圖二）

可以看得出來，因為動物食材及脂肪造成很多慢性疾病，所以大部分的人建議都是鼓勵多食用醣類食物。但是，這些飲食的建議卻沒有為開發國家人的健康與壽命，帶來值得欣慰的結果。開發國家中肥胖的人愈來愈多，患癌症、慢性病的人愈來愈年輕化，以美國為例，平均壽命是世界第三十一（二〇一七年資料）。為什麼？經過多年研究，科學家發現很主要的原因在於，這些以前被認為是和健康的飲食方式（請看圖三），在二十世紀末期已被科學家證實，是不適合人體健康的。美國醫學界終於承認，過去三十年來，美國人的飲食習慣大大損害了他們的健康。

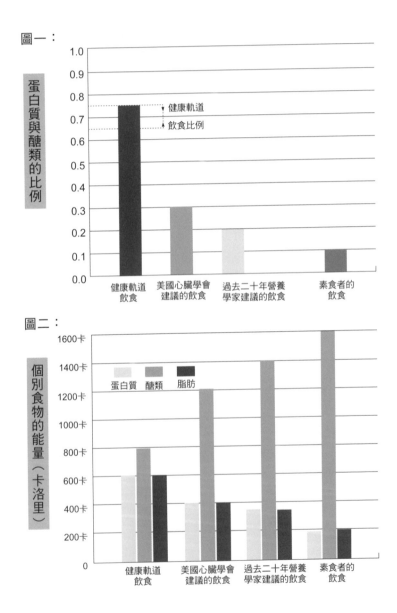

圖一：

蛋白質與醣類的比例

- 健康軌道
- 飲食比例

健康軌道飲食　美國心臟學會建議的飲食　過去二十年營養學家建議的飲食　素食者的飲食

圖二：

個別食物的能量（卡洛里）

蛋白質　醣類　脂肪

健康軌道飲食　美國心臟學會建議的飲食　過去二十年營養學家建議的飲食　素食者的飲食

圖三：

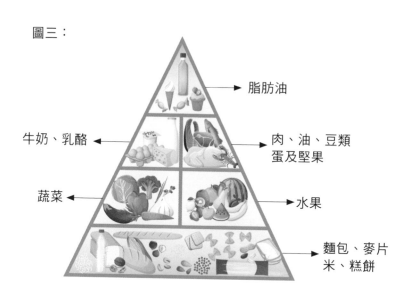

圖四：

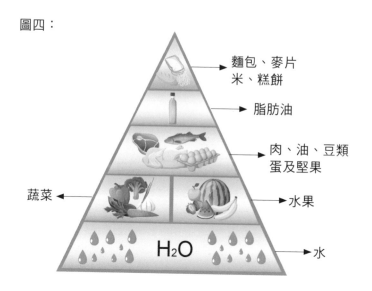

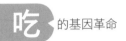

最健康的攝食比例

　　二十世紀末期，因為分子生化科學的進步以及基因醫學的突破，研究學者已經可以把食物在人體引起的變化，更進一步分析出來，尤其是食物對人體健康的影響，並有了突破性的發展，因而使人們對於什麼是正確的飲食，有了更近一步的了解。

　　經過多年的臨床證實，科學家終於發現，最健康的飲食分配是：以食物攝取的卡路里來算40％醣類、30％脂肪，以及30％蛋白質分配（醣類：脂肪：蛋白質=4：3：3）最適合人體的健康（請看圖四）。不僅如此，也不是所有的蛋白質、脂肪或醣類食物都有益健康，適當的食物選擇也是必要的，例如少吃麵包、果汁，避免奶油，多食用橄欖油等。而其理論根據是什麼呢？是以食物對身體荷爾蒙的影響為基礎的研究，可說是革命性的發現。

♨ 荷爾蒙的影響

食物與荷爾蒙決定一個人的健康

　　最新的研究發現，食物對人體健康的影響，是藉

著食物對人體內分泌腺所分泌的荷爾蒙而造成的。也就是說，食物經消化道的分解進入體內後，不再僅是它們對身體各器官細胞的直接影響，而主要的是，食物在體內引起的荷爾蒙變化，才對身體健康有最大的影響。我們知道，荷爾蒙是內分泌腺體分泌的一種非常微量但非常強力的化學物質，它掌管全身每個細胞的活力。

　　荷爾蒙就如同機器的電流，沒有通電的機器只是一堆金屬的組合罷了。人體也是一樣，如果沒有荷爾蒙在別個細胞的作用，身體也只是個沒有功能的肢體而已，那就是為什麼缺少生長荷爾蒙得孩子長不大，缺乏甲狀腺荷爾蒙的人代謝功能會衰退，沒有女性荷爾蒙的女人，女性特徵會消失的原因。而荷爾蒙更是情緒表現如：喜怒哀樂等的控制者。可以說，缺少荷爾蒙的話，即使身體有再好、在均衡的營養素，都不能發揮作用，也不可能有健康的身體。不僅如此，荷爾蒙彼此之間的相互平衡也非常重要的，而這樣的平衡也與食物有重大的關聯。

與食物有關的荷爾蒙

　　身體有兩群荷爾蒙的分泌與食物有非常直接的關係，它們的分泌更是大大影響一個人的健康。第一群

是「類荷爾蒙」，另外一群叫做「胰島素」及「升糖激素」，是胰臟分泌的二種荷爾蒙。

類荷爾蒙

類荷爾蒙是在由一群科學家發現，他們因而得到一九八二年諾貝爾醫學獎，從此無數相關的研究陸續地發表。這群類荷爾蒙是由一些可能你不常聽到的化學物質組成的，像「攝護腺素（Prostaglandin）」，還有「血栓素（Thromboxanes）」、「白三烯素（Leukotrienes）」等等。一直到一九九〇年初，才在醫學界得到共同的認定，確定它們與健康的關係是如此大。它們由細胞分泌以後，在血液中存在的時間非常短，幾乎只有幾秒鐘，在完成工作後就消失了，因此不容易在血液中測量到。

其中一項「類荷爾蒙」英文叫「Eicosanoid」，很多醫學界的人士甚至還不清楚它的作用，它被稱為「超級荷爾蒙」，因為它可以控制其他荷爾蒙在細胞上的作用，可以說，它幾乎控制身體所有的生理作用，包括：心臟血管系統、免疫系統、中樞神經系統、生殖系統等等。因此，它可以說是與身體健康最有關係的一群身體化學物質。

科學家發現，當身體裡面好的與壞的類荷爾蒙平衡時，身體得到各種疾病的機會就會大大減少，身體

各部分的機能將運作在最佳狀況中。科學家也發現，人體的很多疾病，像是：肥胖、心臟病、癌症、糖尿病、關節炎、免疫系統疾病、憂鬱症等等，都與身體裡面類荷爾蒙的不平衡有直接的關係。

舉個例子來說，也許比較容易明白，大家都知道「阿司匹靈(Aspirin)」，長久以來被用在控制疼痛、發燒和發炎，直到最近還是被一些人長期服用，以避免心臟血管阻塞及中風。阿司匹靈能夠發揮以上的作用，是因為阿斯匹靈可以減少造成關節發炎、疼痛，以及發燒的一種屬於壞的類荷爾蒙「攝護腺素 E2」（PGE2）的分泌。另外，阿司匹靈也可以抑制另外一種造成中風的壞的類荷爾蒙叫「血栓素 A2」，這種類荷爾蒙有強力的血管收縮作用，並且很容易使血管內的血小板凝聚，造成血管阻塞，而阿司匹靈可以抑制這種物質的產生，達到減少心臟血管阻塞和中風的目的。

在一九八八年，新英格蘭醫學雜誌發表的研究顯示，每天服用少量阿司匹靈，可以使一個健康的成年男性得到心臟病的機會少40％。從那時起，阿司匹靈就成為很多心臟病患經常服用的藥。在美國，估計阿司匹靈可以避免一年六十萬人免於心血管疾病的危害。而不同的食物在身體的作用，也像阿司匹靈一樣，藉著它們對不同類荷爾蒙分泌的作用，而對身體

健康產生影響。當然，身體裡面類荷爾蒙的產生，不管是好或是壞的，與多種因素有相當的關係，像年紀的增長、疾病病毒的感染和壓力等，都會使壞的類荷爾蒙的產生增加。然而最重要的是，與你吃進去的食物種類和品質，有非常絕對的關係。

「類荷爾蒙物質」不平衡會導致百病叢生

類荷爾蒙物質也分為二類型，一類為好的，一類為壞的，就像膽固醇有好的膽固醇，以及壞的膽固醇一樣。

好的類荷爾蒙可以阻止血管裡面血小板的凝固，而避免造成心血管阻塞以及中風，而壞的類荷爾蒙卻可以促進血栓的形成，而造成中風，以及心臟血管阻塞；但是太多好的類荷爾蒙，也會引起血管過度的擴張，造成休克。

胰島素與升糖激素

另外一群與健康有關的荷爾蒙，是胰島素和升糖激素，它們是人體內與吃進去的食物最有直接關係的荷爾蒙，它們的分泌與健康有重要的關聯，身體要維持「健康軌道」，體內的這兩種荷爾蒙也須達到平衡。以前科學家們只知道，這二種荷爾蒙主要是控制

血糖的平衡。當我們吃進醣類食物，血糖即隨著上升，此時胰臟很快地分泌胰島素，使多餘的血糖進入細胞，以保持血糖在一定的濃度。而當血糖濃度太低時（如：饑餓），升糖激素又會分泌，使肝臟儲存的肝醣分解並釋入血液中，以提高並維持血糖的濃度，使人不致於因血糖太低而昏迷。而最新的研究發現，它們除了與血糖的平衡有關係外，也與類荷爾蒙的分泌有重大的關係：當胰島素分泌太多時，體內會製造大部分壞的類荷爾蒙，而如前面所說的，壞的類荷爾蒙對健康是非常不好的。

胰島素的分泌過多，也與心臟病、高血壓、關節炎、膽固醇過高有關。高胰島素會使體內產生一種壞的類荷爾蒙叫 ω-6多元不飽和脂肪酸（Arachidonic Acid），它會造成心臟血管容易阻塞而導致心肌梗塞。高胰島素分泌也會使體內產生「血栓素 A2」；另外一種壞的類荷爾蒙，一種強烈的血管收縮物質，使血管過度收縮而造成器官缺血的疾病，如：心臟麻痺、腦血管阻塞等等，尤其已經有動脈硬化的病人，甜食的攝取太多，比油脂的攝取更容易引起高血壓的原因就在此。

高血壓的人太多只能靠服用降血壓的藥來控制血壓，以避免中風或心臟麻痺，但是在過去十年的統計顯示，服用高血壓藥的人死於中風或心臟麻痺的機

會，並沒有比不服用降血壓藥的人來得少，原因在於，大部分降血壓藥都刺激身體產生壞的類荷爾蒙物質，使血管容易收縮，而造成中風與心臟麻痺。因此，如何在服用降血壓藥的同時，也注意飲食，使身體多產生好的類荷爾蒙物質，才能真正避免高血壓。

另外，胰島素分泌太多時，也會促使糖進入細胞，以脂肪的形式儲存，更糟的是，胰島素會命令脂肪細胞把脂肪緊緊地包著，以致於細胞所儲存的脂肪不易釋放出去，這也是為什麼吃糖食太多的人容易肥胖且不易減肥的原因。

升糖激素的作用恰與胰島素相反，它的分泌是受蛋白質刺激的。適量的升糖激素會使身體產生好的類荷爾蒙，因此是屬於健康的荷爾蒙。科學家發現，胰島素與升糖激素的平衡，是維持健康的必需條件。過多的胰島素將使身體產生過多壞的類荷爾蒙物質，而過多的升糖激素會產生過多好的類荷爾蒙物質，對健康也不好，就如同前面提到的，好的與壞的類荷爾蒙物質的平衡，才是最健康的。

Chapter **2**

如何吃出健康？

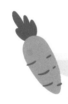

　　食物在體內引起的荷爾蒙變化對健康的影響，完全推翻了以前所有科學家或營養學家所提出的「怎樣吃才健康」的理論。因為這個理論是以人體基因，以及食物在體內引起的荷爾蒙變化的關係為基礎的研究，因此最得到醫學界的肯定，相信也是基因醫學對人體健康最偉大的貢獻之一。

　　其中最出名的一位營養學家叫巴瑞‧席爾博士（Dr. Barry Sears），他是一位研究食物與人體健康的營養學家，也是一位生化博士，他所領導的研究結論與他提出的飲食分配，引起醫學界相當的震盪，並在人體臨床實驗上得到證實；他把自己的研究成果寫成一本書，名為《The Zone》，成為當年最暢銷的書籍，可惜這本書寫得有點太深奧，不懂醫學的人不易完全了解。

蛋白質與醣類的黃金比例

　　一個健康、長壽的飲食觀念，最重要的，應該是每餐的蛋白質和醣類攝取的比例，以重量或卡路里來算，介於三分之二～四分之三中間，最適合一個人的健康（請看圖五）。也就是說，每一餐所吃的食物，如果有一公斤是蛋白質食物，如：肉、魚、豆腐等，應該同時吃一點三～一點五公斤的醣類食物，如：蔬

菜、水果等。不是一天所吃的食物有這種比例，而是
每一餐吃的蛋白質和醣類都要有這種比例，任何超過
或是低於這種比例，都會對健康產生不良的影響。

圖五：

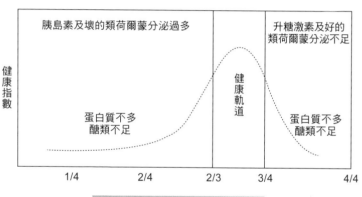

健
康
指
數

胰島素及壞的類荷爾蒙分泌過多

升糖激素及好的
類荷爾蒙分泌不足

蛋白質不多
醣類不足

健
康
軌
道

蛋白質不多
醣類不足

1/4　　　　2/4　　　　2/3　　3/4　　　　4/4

食物中蛋白質與醣類的比例

　　為什麼呢？原因與前面所講的那些荷爾蒙分泌有
關。科學家們發現，當一個人飲食的蛋白質和醣類比
例是三分之二～四分之三的時候，胰島素與升糖激素
的分泌會達到最佳的平衡，不僅如此，身體會分泌較
多好的類荷爾蒙，壞的類荷爾蒙相對會分泌比較少，
此時好與壞的類荷爾蒙物質比例也會達到平衡（請看
表一）。而這種平衡是身體保持健康的關鍵；當這兩
群荷爾蒙的比例平衡時，身體將會進入最佳的健康軌
道，你會充滿活力，頭腦會很清楚，不容易有疾病。

表一：

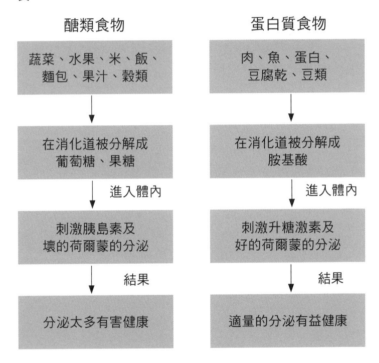

醣類食物	蛋白質食物
蔬菜、水果、米、飯、麵包、果汁、穀類	肉、魚、蛋白、豆腐乾、豆類
↓	↓
在消化道被分解成葡萄糖、果糖	在消化道被分解成胺基酸
↓ 進入體內	↓ 進入體內
刺激胰島素及壞的荷爾蒙的分泌	刺激升糖激素及好的荷爾蒙的分泌
↓ 結果	↓ 結果
分泌太多有害健康	適量的分泌有益健康

　　美國的營養學家及科學家將這種食物比例的分配，在很多不同的人群中做試驗。最出名的，就是在美國史丹福（Standford）大學及職業籃球隊、橄欖球、棒球隊裡面做實驗，他們讓一半的球員照他們平常的飲食方式，另一半的球員照這種三分之二～四分之三的蛋白質、醣類比例攝食，結果發現照這種比例

飲食的球員，他們的體能、體力、健康程度都遠超過另一半的球員，而且球隊進步的速度也大大地增加。另外，對於有心臟病、慢性疾病、糖尿病、肥胖病等人的實驗也發現，這種飲食可以大大降低這些人生病的嚴重程度。

但是，是否任何的蛋白質、脂肪或醣類食物都適合健康呢？答案是：「不是的。」除了比例外，各類食物的來源也大大地影響健康。請看以下的分析。

 ## 醣類

什麼是醣類食物？

一般人都知道，糖、麵包、蛋糕、冰淇淋等甜食是醣類食物，其實，所有的蔬菜、水果，包括：芽菜、香菇、馬鈴薯等，也都是醣類食物。

醣，它的化學名稱是「Carbohydrate」，也就是「碳水化合物」的意思。很多人以為含有糖（Sugar）的食物才是醣類食物，而其實糖只是碳水化合物中的一種。任何碳水化合物在消化道都會被分解成醣。在我的經驗裡，我的很多病人，尤其是糖尿病的病人，

他們在買食物的時候，經常只看標識上所指示的是否有糖，而忘了看是否含碳水化合物。很多的食物及飲料製造商常以無糖（No Sugar）來吸引人，卻不提是否含碳水化合物。以下二張產品的成份標識提供您參考。

表二：

Nutritionc Facts	
Serving Size 1Box（21g）	
Amount／Serving	
Calories	70
Fat Calories	0
%DV*	
・Total Fat 0g	0%
Saturated Fat 0g	0%
Cholesterol 0mg	0%
Sodium 150mg	6%
Total Carb. 16g	5%
Fiber less than 1g	2%
Sugar 3g	6%
Protein 4g	6%

Nutritionc Facts	
Serving Size 1 package	
Servings Per Container 1	
Amount Per Serving	
Calories 130 Calories for Fat 15	
%Duily Value*	
・Total Fat 1.5g	3%
Saturated Fat 0g	0%
Cholesterol 0mg	0%
Sodium 170mg	7%
Total Carbohydrate 26g	9%
Dietary Fiber 2g	7%
Sugar 2g	
Protein 2g	

醣的代謝

一個人的身體需要持續地攝取醣類食物，尤其是大腦，因為醣，應該說是葡萄糖（Glucose），是大腦能量的來源之一。人類的大腦需要靠醣不斷地供應，才

能維持腦部的活力，這就是為什麼我們身體有三分之二的醣是循環到腦部的原因。當血糖降低時，就會感到頭昏目眩、意力沒辦法集中、愛睏等等。當身體有多餘的醣時，就以肝醣的方式儲存在肌肉或肝臟裡。而當身體缺糖時，只有肝臟所儲存的肝醣，可以被分解進入血液，並流到腦部來供應身體的需要，而肌肉裡面的肝醣卻沒有辦法被分解，來供應身體的需要。

然而，肝臟所能儲存的肝醣大約只有六十～九十克而已，等於二塊蛋糕的份量，一個人只要禁食超過十二小時，肝醣就會被用完，而必須靠蛋白質、脂肪的代謝產生糖，來維持血糖的穩定，使人不致於血糖太低。但是，當身體攝取太多的醣類食物，而肝臟及肌肉只能儲存一小部分，那其他的醣會跑到哪裡去呢？答案是，這些醣將被轉換成脂肪，且儲存在脂肪組織裡，這就是為什麼攝取太多醣類的人容易變胖的原因。因此，即使只吃醣類的食物沒有吃脂肪食物，也會造成肥胖。

醣與荷爾蒙的分泌

醣進入身體以後，胰臟就會分泌胰島素，使血糖不致太高且維持在一定的濃度，這是身體維持平衡的一個正常反應；醣類攝取愈多，胰島素的分泌就會相

對地愈多。胰島素的分泌過多，會使體內壞的類荷爾蒙物質增加，就如同前面講的，它對身體的健康有很大的危害。

但也不是每一個人對相同的醣類食物產生相同的胰島素反應，每一個人的基因不同，對食物在體內產生的荷爾蒙反應也會有不同。

科學家發現，大約有10％的人對醣類食物引起的胰島素反應相當不敏感，他們可以忍受比較多醣類食物的攝取，而不產生相對多量的胰島素分泌。相同地，也有另外10％的人對於醣類食物引起的胰島素反應非常敏感，一點點的醣類食物就可以刺激身體產生大量的胰島素。而其他的80％的人，則介於這二者中間。科學家也進一步發現，血型A型的人對醣類食物引起的胰島素反應非常不敏感，因此他們比較能夠攝取較大量的醣類食物，而不引起胰島素的過度分泌。O型的人對於醣類食物引起的胰島素反應比較敏感，這些人只要多攝取一些醣類食物，他們胰島素的變化就會很大，當然這只是一般原則，並不是每個人都適用。

醣類食物會刺激胰島素與壞的類荷爾蒙的分泌，隨著年紀的增加而增多，年紀愈大的人愈容易因為醣類食物的攝取，而產生這兩種荷爾蒙的分泌。這也是為什麼年紀愈大的人應減少攝取醣類食物的原因。這也可以解釋為何進入中年的人，更容易因為吃甜食而增胖。

升糖指數（Glycemic Index）

　　並不是每種醣類食物，都會在身體產生同樣的胰島素反應，這是以攝取的醣類食物所含的醣進入消化道以後，被分解及吸收到血液裡的速度來決定。任何醣類的食物，一旦進入消化道以後，就必須被消化分解成三種單醣：葡萄糖、半乳糖，以及果糖，才能被腸壁吸收進入體內。葡萄糖可以直接進入血液循環裏，而半乳糖及果糖須先到肝臟，代謝成為葡萄糖，才能進入身體的血液循環。

　　這三種單醣以葡萄糖進入血液中的速度最快，也在身體產生最多胰島素的分泌，其次是半乳糖，最後才是果糖。醣類食物裡的蛋糕或糕餅類、麵條、米飯等澱粉類食物，因為它們進入消化道以後，都完全被分解成葡萄糖，因此能很快地由消化道進入血液中，產生很大的胰島素反應。蔬菜、水果裡面所含的醣，在消化道大部分被分解成果糖，而乳類食品，如：牛奶裡的醣，在消化道是分解成半乳糖，因此，這些食物較不易那麼快速地刺激胰島素的分泌。

　　由上可知，決定一個醣類食物對身體的好與壞，是以它們被吸收到血液的速度來決定的，醫學上稱為「升糖指數」（glycemic index，簡稱GI），高的就表示它們容易被吸收進入血液，產生較大的胰島素反

應，像是：穀類、麵包、飯等等；而水果蔬菜是屬於「低GI」的食物。你如果要活得健康長壽，或是你已經太胖想減肥，一定要多攝取「低GI」的醣類食物。基本上，所有的蔬菜、水果都是「低GI」醣類食物，適合人體食用，除了水果中的香蕉、芒果、木瓜，及蔬菜中的胡蘿蔔、玉米等甜的蔬果。

前面講過，當身體裡分泌太多胰島素時，亦會刺激壞的類荷爾蒙物質產生，這也是一個人造成慢性疾病及心臟病、體力不好、精神不好、快速老化的重要原因。因此，蔬菜、水果是最適合人類食用的醣類食物，而澱粉類食物所含的醣是最不適合健康的。

果菜汁不適合健康

蔬菜、水果裡面所含的纖維，也可以使它們所含的醣類在消化道被吸收的速度變得較慢，所含的纖維愈多，醣類被吸收入體內的速度愈慢。因此，吃水果跟喝不含纖維的果汁，對身體產生的荷爾蒙的反應是不一樣的。

一般營養學家提倡喝果汁或蔬菜汁，是因為它們含有豐富的營養素，對身體的健康有益，雖然看起來喝果菜汁只是少了纖維而已，其實更重要的是，少了纖維的果汁，對於胰島素及壞的荷爾蒙的分泌過速對

身體的影響，大大地抵銷了它的益處，因此果菜汁是
不適合健康的；除非是自己打的且未過濾的蔬果汁。

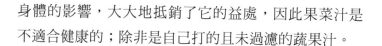 蛋白質

蛋白質是維持生命的基本營養素

　　身體除了水以外，蛋白質幾乎占了身體重量的一
半，包括：肌肉、皮膚、頭髮、眼睛、指甲……等，都
是由蛋白質組成的。蛋白質在體內分解的產物胺基酸，
是細胞的主要組成構造，也是酵素系統主要的組成成
分，甚至我們的免疫系統也有多數是由胺基酸組成的。

　　身體經由攝取食物裡面的蛋白質，在消化道被
分解為胺基酸，之後被吸收進入體內，再組合成蛋白
質。而組成蛋白質的二十種胺基酸，有九種是所謂的
「必需胺基酸」，必須不斷從食物攝取才不致缺乏，
身體是不能自己製造的，因此，人體必須不斷攝取含
蛋白質的食物，以致身體裡面有足夠的胺基酸。

哪種蛋白質對人體較好？

　　蛋白質的主要來源是動物的肉，包括：豬肉、牛

肉及魚肉等，還有動物的乳製品，像是：牛奶、起士等等。蛋白質的另一個來源是植物，植物性蛋白質以豆類為主，各種豆類都含有豐富的蛋白質，而豆腐、豆乾是濃縮的蛋白質，豆漿也是蛋白質的主要來源。另外，堅果類，像是：核桃、葵花子等，也含有很好的植物蛋白質。

動物蛋白質和植物蛋白質其實沒有什麼差別，唯一的差別是植物蛋白質跟纖維混在植物裡面，而動物蛋白質在肉裡面是高濃度的。很多人認為，植物蛋白質比動物蛋白質差，其實這個觀念是不對的，科學家以前的報導就發現，那些只吃植物蛋白質的人，他們不僅在肌肉、身高上的發育不輸給吃動物蛋白質的人，而且他們的體力反而遠遠地大於吃動物蛋白質的人，世界上很多出名的馬拉松選手其實都是吃素的。

動物來源的蛋白質中，魚肉是醫生及營養學家們最常建議攝取的，大部分以魚類為最主要食物的民族，都比其他的民族還要長壽與健康，而且他們得高血壓、心臟病的機會也比較少。另外，豆類製品像豆腐，尤其是硬豆腐，或是豆腐乾，是除去了豆類裡面的纖維，純粹是蛋白質所組成的，也是非常適合攝取的植物蛋白質，尤其是吃素的人如果要攝取到足夠的蛋白質，建議多吃豆類製品，或是市面上有植物蛋白質做成的蛋白質粉，也是非常適合的。蛋也是一般人

補充蛋白質的來源，蛋白裡面所含的蛋白質其實是非常高品質的蛋白質。

紅肉或是一般牛肉所含的蛋白質對身體比較不好，最主要是它們所含的胺基酸，在身體容易造成壞的類荷爾蒙物質分泌，而使身體的健康受到傷害，另外，這些食物也都含有很多的脂肪。

蛋白質與荷爾蒙的分泌

蛋白質對身體荷爾蒙分泌的影響，也決定一個人是不是活得健康有活力。蛋白質攝取適量時，會刺激身體裡面的「升糖激素」分泌，這種荷爾蒙的分泌使蛋白質在體內被分解成胺基酸後，能夠進入肌肉及其他需要蛋白質的器官，而這種荷爾蒙同時也會刺激身體裡，好的類荷爾蒙分泌。

然而，太多好的荷爾蒙分泌也不適合進入「健康軌道」，因此適量的蛋白質攝取才是最好。當蛋白質攝取太少的時候，會產生蛋白質的營養不良，包括：免疫系統的衰弱、肌肉的鬆弛，還有掉頭髮等等。當蛋白質攝取過量時，過多蛋白質會被身體轉換成脂肪儲存起來，這時就會需要胰島素的分泌來達成這個任務，當胰島素分泌時，很容易造成壞的類荷爾蒙分泌，而造成對身體健康上的損害。

該攝取多少蛋白質？

　　蛋白質攝取的量過多或過少，對身體都會造成健康上程度不同的損害。當然，我們前面提過，不僅蛋白質的適量很重要，蛋白質和醣類攝取的比例才是最重要的。蛋白質的攝取量決定一個人其他的飲食，包括脂肪和醣類攝取量的標準，也是決定一個人是否進入健康軌道的第一步。那麼吃多少蛋白質才合適呢？這與一個人的體重及活動力的多少有關。有一個比較準確的計算方式是：根據一個人身體所含的「瘦體質量」（Lean Body Mass）來計算，什麼是「瘦體質量」呢？就是一個人的體重減掉脂肪含量，這包括：肌肉、骨頭、韌帶等，「瘦體質量」是需要靠著蛋白質來供應它的活力的。如果你能測得出來你身體的脂肪含量，那麼你就可以知道你的「瘦體質量」。

　　如何計算一個人身體的脂肪重量呢？當你知道身體所含的脂肪百分比，譬如說，你如果是80公斤，而你身體含有30％的脂肪，那麼你的脂肪重量就是80公斤乘以0.3，就是24公斤，所以你身體的「瘦體質量」就是80公斤減掉24公斤，也就是56公斤。當你知道你身體的「瘦體質量」的重量時，再來就是根據你身體的活動量，兩者就可以算出你一天所需要的蛋白質的量。一般來說，如果你活動量愈大，像運動員等等，

你每天所需要的蛋白質量就愈多，由表三，可以看得
出來怎麼計算。

表三：

活動力	每公斤身體瘦體質量所需的蛋白質
大部分時間坐著	1.0公克
輕微運動	1.2公克
中度運動	1.4公克
常運動	1.6公克
運動員	2.0公克

　　當一個人整天的活動都是坐著時，那麼他一天所
需要的蛋白質量，就是以他身體的「瘦體質量」的重
量乘以1，輕微活動量的人，就是偶爾走走路的人，就
乘以1.2，中度運動量的人，也就是每個禮拜運動大約
在一個半小時左右，就乘以1.4，活動力每個禮拜超過
三個小時左右的，就乘以1.6，如果是運動量非常大的
人，像：舉重選手、田徑選手，那麼就要乘以2。

　　當你知道一天所需要蛋白質的量以後，就除以你
每天所吃的餐數，如果你一天吃三餐，就把這個量平
均分為三等份，以前面那個80公斤，30％脂肪的人，
如果他是一個經常坐在辦公室而不運動的人，那麼他
一天所需要蛋白質的量就是54乘以1就是54克，而他
一天若吃二餐的話，他一餐要吃到27克的蛋白質。

　　但是，另外一個問題是，你怎麼知道哪種含蛋

白質的食物裡，真正蛋白質含量是多少？前面我們講過，動物的肉裡面除了脂肪以外，沒有任何纖維。因此，一般瘦肉的重量就大約等於它所含蛋白質重量，所以動物的肉，像是：雞胸肉、火雞肉等等，它們的重量就大約是蛋白質重量。而魚類的肉裡含有一些脂肪，加上它的肉沒有那麼緊密地結合在一起，所以1.5克重量的魚肉裡面，大約才只有1克的蛋白質。而蛋白裡面所含的蛋白質大約是每2克裡面才有1克的蛋白質；另外，一般的嫩豆腐大約3克裡面才含有1克的蛋白質，而豆乾大約每1.5克裡面含有1克的蛋白質。

　　因此，當你在計算蛋白質的量時，如果是1克的雞胸肉，你可以確定你吃到1克的蛋白質，但若是嫩豆腐的話，我想你要吃3克才能攝取到1克的蛋白質；這樣的話，當你在食用之前看到不同的蛋白質時，你就可以大約地計算出你所攝取到的蛋白質的量。有一個被營養學家公認較簡易的計算方式，是以每天三餐來算，每一餐所吃的蛋白質量以一個人的手掌能容納的量為準，雖然不是很準確，但是也差不了多少。

　　用餐前先計算一下，你可能吃進的蛋白質量，然後你必須吃1.3倍重而大多為低GI的醣類食物。我試驗過很多病人，尤其是那些減肥不成功或身體不健康的病人，發現他們剛開始要這樣吃似乎很難，因為這些人發現他們所需要吃的蔬菜、水果量大大地增加，這

些人大部分所吃的蛋白質食物都遠超過醣類食物。

吃肉好嗎？

　　一般人蛋白質的主要來源是動物的肉，只有少量是從蔬菜或穀類而來；加上肉食業、奶類製品業者的大量宣傳，因此幾乎所有人都相信，肉類是蛋白質的主要來源，食用肉能使肌肉強壯、身體有活力。

　　過去十年來，科學家們已經做了許多實驗發現，喜愛肉食的人比較容易得癌症、心臟病、高血壓等退化性疾病。美國紐約大學的醫學中心（New York University Medical Center）做了一個實驗，發現那些經常食用肉類，包括：牛肉、豬肉、羊肉的婦女，比大部分吃魚及蔬菜水果的婦女，得乳癌的機會高上兩倍。在哈佛大學的研究也顯示，那些一個月食用肉類超過23公斤的，比一個月只吃5公斤肉類食品的人，得大腸癌的機會多了兩倍。

　　美國加州羅馬琳達大學（Loma Linda University）做了一個研究，發現吃大量肉類的人，得攝護腺癌的機會，比那些偶爾吃或根本不吃肉類的人，高了3.6倍之多。另外，科學家也發現，在世界各地不管哪個地方，只要當地的飲食與美國相同，就是吃很多肉類食物的國家，那裡的男人在六十歲以後，就有四分之一

的人有攝護腺癌。不僅是因為肉類食品所含的脂肪、膽固醇等，對身體有很多壞處；許多的實驗及資料顯示出，大量的肉食與壽命的長短有很重要的關係，世界上那些長壽的人瑞，他們的食物中都只含有少量的動物製品。相反地，平均壽命三十～五十歲的族群，牠們食用肉類的比率非常高。

科學家們發現，在第一次世界大戰期間，哥本哈根因為缺少糧食，就以穀類當作主要食物，就在那一段時間，此地因疾病引起的死亡率，是有史以來最低的。第二次世界大戰期間，英國與瑞士的肉類製品銷售量，因戰爭而大大的減少，研究人員發現，在那一段時間，這兩個國家人民的健康也是有史以來最好的。

動物的肉是儲存化學物質的地方

另外一個到最近幾年才被發掘、且引起非常大爭議的問題，就是在已開發國的國家中，幾乎所有的肉類食品裡，都含有太多的荷爾蒙、鎮靜劑、抗生素，及一些對人體有毒性的化學物質。因為現在肉類食品都是來自大量集中養殖的動物，不像以前把牛放牧在牧場裡，可以很逍遙地吃草；把雞放養在農場裡，很自由地吃大自然裡的食物等等。

　　現在的肉品動物則養殖在缺少陽光的房舍裡，為了要達到最好的生產量並提早成熟，很多都被注射生長荷爾蒙。食物裡也添加了過量的化學藥品，以避免生活在過份擁擠的畜舍裡的動物，產生流行性疾病，影響產量及經濟效益。此外，為了避免這些動物太過於激動、煩躁，也飼料中添加了許多鎮靜劑。

　　這些化學藥品都會儲存在動物的肉或奶裡，因此這幾年來，科學家與醫生們大聲地呼籲大家提防所吃的肉類食品。有些動物的肉製品、奶製品，可能含有「人工雌激素（DES）」這種促進動物肌肉生長，以及刺激牛奶產生的荷爾蒙。還有一種二十世紀的毒叫「Dioxim」，是一種灑在農場上的農藥，用以殺死飼養動物的穀類上的病蟲。動物吃了這些穀類，這種農藥也就會在牠們身體裡存留。這種農藥含有劇毒。在美國幾乎80％的動物體內都有Dioxim，只是含量的多寡而已，這種Dioxim對身體的傷害，不是馬上可以看到的，而是逐漸造成的。

　　另一種致癌物是「七氯（Heptachlor）」，也是用以噴灑供動物食用的玉米田的農藥。在動物身上及動物製品裡發現很多，其他還有很多化學物質都大量存在於動物體內。

吃素時的運動員體力較持久

關於肉食與素食對我們的影響，也有許多的實驗報告顯示，肉食的運動員比素食的運動員體力差很多。一個素食者，若給他吃兩個月的肉類食品以後，他的體力及運動能力都會顯著降低。

肉類的HCA是一種很強的致癌物質

為什麼吃肉容易造成老化及產生疾病？原因之一是：肉類在烹煮的過程中，不管是蒸、煮、或炸，會產生一種物質叫「多環胺類（Heterocyclic Amines，簡稱HCA）」，它存在肌肉纖維內，不是只靠去掉肉上面的皮就可以除掉的。HCA是一種很強的致癌物質，會造成細胞染色體基因DNA的改變。同時，HCA也是很強的自由基，而自由基（Free Radieal）是造成身體細胞老化的主要原因。

很多的實驗顯示HCA與大腸癌、乳癌、胰臟癌、肝癌、膀胱癌的形成有關等，尤其是肝癌的產生。HCA的量與煮食的溫度有很大的關係，比如用高溫，像油炸、或是烤的烹調方式，在這種高溫下，肉類就會產生大量的HCA；如果是用煮的、或是微波爐烹煮的，就會產生較少量的HCA。因此，炸雞或炸肉片，裡面的HCA含量很高。

愛吃熱狗的小孩易得血癌

在美國加州大學洛杉磯分校醫學院，對得血癌的小孩子做過研究，發現在那些年齡在五～十八歲得血癌的孩子中，一個月吃超過十二根熱狗的小孩子，比那些沒有吃熱狗的小孩子得血癌的機會大十倍。這個報告在一九九〇年發表，震撼了醫學界及小兒科界，從那時開始，美國的父母們就盡量不讓小孩子吃熱狗了。根據分析，可能的原因是熱狗裡面的一種化學物質叫「亞硝酸胺（Nitrosamine）」所造成的。

肉使你容易老化

此外，一般認為肉類是造成關節炎與痛風的原因之一。科學家們發現，退化性關節炎、風濕性關節炎、痛風、紅斑性狼瘡等疾病，都與肉類的食用有非常大的關係。

另外，一個肉類會加速我們老化的原因之一，是肉會使我們的血液變得太酸，因為肉類是酸性的。食用過多的肉類時，血液的酸性增加，為了要平衡血液中的酸鹼度，人體就必須由骨骼中釋放出鈣，來平衡酸性，因而造成骨質疏鬆症。我們身體裡鈣與磷的比例最好是2：1，而肉類的鈣與磷的比例是從1：5～1：20。當食用過多肉類，而使體內鈣與磷的比例不對

時，骨骼也會釋出鈣來，因此容易造成骨質疏鬆。

怎樣吃肉較健康？

1. 吃肉類食物時，最好同時吃含抗氧化劑的食物，包括：水果、蔬菜、穀類、茶葉等，以對抗肉類食品裡的自由基對身體的破壞。

2. 最好是以微波爐或水煮，避免高溫烹調如：炸、煎、燻等。因為高溫會使肉類產生大量的HCA。如果要烤肉的話，最好在微波爐內處理兩分鐘，然後再拿出來烤，這樣做可以減低肉類形成的HCA量達90％。

3. 購買註明沒有化學藥品或荷爾蒙飼養的肉類，在美國，有些食品店所賣的肉類，是由沒有化學藥品注射過，以及沒有食用農藥噴灑過的飼料，所飼養的動物來的。

　　我並不是要你成為素食者，只是提醒各位，如果想要健康長壽的話，儘量少吃肉類。雖然肉類是蛋白質的來源，但除了肉類之外，還有許多其他的蛋白質來源。

脂肪

除了蛋白質、醣類食物外，脂肪也是影響你是否能進入健康軌道，非常重要的食物。身體細胞構造、代謝、神經的傳達，以及身體內的一些生化反應等，都需要脂肪的組成成分——脂肪酸的參與。雖說如此，但大部分累積在體內的脂肪，除了保護內臟外，只有少部分是身體所必需的。

脂肪的分類

脂肪是由脂肪酸組成的。脂肪酸根據其化學結構上的碳原子是否有氫原子的附著，又分為「飽和脂肪酸」（主要存在於動物脂肪及少數幾種植物油，如：椰子油）及「不飽和脂肪酸」（主要存在於植物油）。而不飽和脂肪酸又根據所附著的碳原子是否有「多元的連結」，分為「單元不飽和脂肪酸」與「多元不飽和脂肪酸」（請看表四）。

表四：

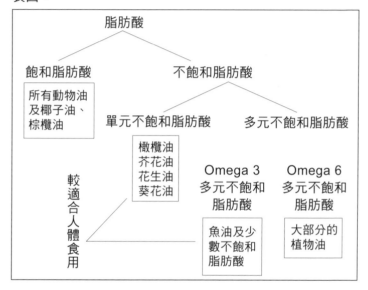

多元不飽和脂肪酸又可分為Omega 3（ω-3）及Omega 6（ω-6）二種。由飽和脂肪酸所組成的脂肪，在室溫下是固體的，飽和脂肪酸的含量愈多，脂肪的溶解就愈需要高溫。而由不飽和脂肪酸組成的脂肪，在室溫下是液體的，只有在低溫下，才可以變為固體。當脂肪是液體時，一般人稱之為「油」。

飽和脂肪

由飽和脂肪酸組成的脂肪，主要有二類：

第一類是動物性脂肪，大部分是飽和脂肪酸組成

的，只含少量的不飽和脂肪酸，而且含有大量的膽固醇，像是：豬肉、沒有去皮的雞肉、奶油及全脂牛奶等動物製品。第二類是少數的植物油，如：椰子油、棕櫚油等，它們所含的飽和脂肪酸也都超過80％。（請看表五）

表五：

脂肪	飽和脂肪	膽固醇	多元不飽和脂肪	單元不飽和脂肪
芥花油	7%	0mg	35%	58%
葵花油	11%	0mg	42%	47%
玉米油	13%	0mg	62%	25%
橄欖油	14%	0mg	12%	74%
芝麻油	15%	0mg	44%	42%
大豆油	15%	0mg	60%	24%
美奶滋	17%	0mg	47%	36%
花生油	18%	0mg	33%	49%
可可奶油	62%	0mg	3%	35%
奶油	66%	31mg	4%	30%
棕櫚油	87%	0mg	2%	11%
椰子油	92%	0mg	2%	6%

　　而這二類脂肪對人類最大的傷害，應該是對人體老化的影響。藉著抑制人體產生對抗自由基的酵素，以及它本身容易產生自由基，使人體無法有效中和體內

的自由基，也使自由基毫不受抑制地在體內破壞細胞，而產生退化性疾病，包括：癌症、高血壓、心臟病等。

帶氧化自由基的脂肪對人體最具破壞力

飲食裡面最容易在體內產生自由基的營養成分就是脂肪。因此，我們老化的速度與所吃的脂肪有絕對的關係，脂肪是如何使我們老化的呢？

氧氣很容易與脂肪組織組合，氧氣在脂肪裡的溶解速度八倍於氧氣在水中的溶解速度，我們可以嘗試放一杯動物油或植物油，如：玉米油、橄欖油、豬油等，暴露在空氣中，很快地，空氣中的氧氣就會使這些油開始氧化。根據研究自由基的專家的研究報告，只要兩、三秒的時間，當這些油開始氧化時，就會產生帶氧化自由基的脂肪，是身體裡最具破壞力的自由基，並能很快速地造成連鎖反應，形成更多帶自由基的脂肪。

因為它們的產生太快太多，人體裡的抗氧化劑不足以把它們中和消滅。即使能消滅掉，在消滅它們時，它們已破壞無數的細胞而引起細胞的變性了。可以想像，當這些帶自由基的脂肪進入腦細胞時，會是如何地破壞腦細胞。因此可知，脂肪對於身體的壞處不只在肥胖、血管硬化等，主要還是對老化的影響。另外，它們也會刺激身體產生過多的發炎物質，而這

些物質也被證實與人類的發炎性疾病，如：類風濕性
關節炎、牛皮癬，以及免疫性的疾病，包括：紅斑性
狼瘡等，有莫大的關聯。

膽固醇

　　膽固醇幾乎廣泛存在各式的動物脂肪食物裡。膽
固醇對身體健康的影響，在過去二十年來曾被廣泛地
研究。因此，市售食物總是標榜不含膽固醇或含低膽
固醇，大家總是盡量避免含膽固醇的食物，因為高膽
固醇的食物會造成血中膽固醇，尤其是壞的膽固醇叫
「低密度膽固醇（LDL）」的提高，而易造成心臟及
血管的毛病，但是膽固醇高本身並不如想像中可怕，
只有當膽固醇與氧接觸而產生含氧化自由基時才可
怕，因為它會加速身體的老化。

　　在美國休士頓德州大學的科學中心，他們的實驗
發現，每天吃超過七百毫克膽固醇的人，可確定他們
的壽命將減少三年。同時也發現，吃高膽固醇食物的
人，得到各種腫瘤的機會（包括肺癌）較高，因為食
物裡所含的膽固醇很容易在身體與氧結合，而產生含
自由基的膽固醇，這種有自由基的膽固醇在身體裡到
處破壞細胞，以及細胞裡面的染色體物質DNA，進而
產生各種退化性的疾病。

　　另外，科學家已經證實，動物性脂肪裡面的膽固醇，在身體內大部分會被肝臟轉換成LDL這種不好的膽固醇，在體內容易引起動脈管壁的硬化及血液濃度增高，造成血塊，而引起高血壓、心臟血管的病變等，這是眾所皆知的事實。

含飽和脂肪酸的脂肪，都會變成膽固醇

　　食用沒有膽固醇的脂肪，並不保證你的膽固醇就不會增高。這也是為什麼很多人即使所吃的食物或脂肪不含膽固醇，但是身體的膽固醇還是過高的原因。我要提醒各位的是，任何含有飽和脂肪酸的脂肪，都會在身體裡轉換成膽固醇。

　　由表五，我們可以看得出來，這些油除了奶油以外，都沒有膽固醇，但是它們所含的飽和脂肪酸濃度是不同的，從最低的7％到最高的92％。可以想像，如果食用含低濃度飽和脂肪酸的油脂，身體的膽固醇就不會增高，但是如果食用含高濃度飽和脂肪酸的油，即使標榜是不含膽固醇，我們可以保證你的膽固醇一定會增高。

　　再看，這張表格裡很多都是植物油，一般人都知道植物油不含膽固醇，但是卻忘了它也含飽和脂肪，在身體裡還是會變成膽固醇，因此並不是吃素的人膽

固醇就低，也要看所吃的植物油裡面含多少飽和脂肪酸。這是一般人所不清楚的，也是我們食用脂肪時，所必須知道的基本知識。

不飽和脂肪

不飽和脂肪酸可分為 ω-3 和 ω-6 這二群，是人體不能自己製造，必須由食物中攝取得來的。一個人若攝取 ω-3 和 ω-6 這二種不飽和脂肪酸不足的話，就會造成很多疾病，因此我們稱這兩種脂肪酸為「必需脂肪酸」。

現代人從食物中攝取了過量的 ω-6 脂肪酸，因為在過去的一、二十年，我們已被教導食用植物油，如：玉米油、葵花油等來代替動物油。而這些植物油含有大量的 ω-6 脂肪酸。根據最新的營養學雜誌的報導，現代開發中國家的人的食物中，每天平均有25克的 ω-6 脂肪酸，而我們只需要3克，因此攝取量遠遠超過生活所需的。而 ω-3 這個多元不飽和脂肪酸，卻因為在現代人的常用食物中的含量較少，所以大大地缺乏，也就造成體內這種脂肪酸的不足。當體內 ω-6 和 ω-3 這兩種脂肪酸的比例不平衡時，即使只食用含植物油的不飽和脂肪酸，也會有心臟病、動脈硬化等疾病。

植物油對人體是完全健康的嗎？

植物油大都由不飽和脂肪酸組成，因此稱為「不飽和脂肪」。植物油所含的不飽和脂肪酸又分為多元及單元不飽和脂肪酸，每種植物油所含的這二種脂肪酸的比例不同。一九八〇年代，醫師們開始發出食用以不飽和脂肪酸組成的植物油，如：玉米油、葵花油，來代替動物油的訊息，相信食用植物油可以降低膽固醇，以及減少心臟及血管疾病的發生，因此過去二十年來，植物油的銷售持續上升。

大部分的植物油的確少了飽和脂肪對於身體的影響，但是它們的某些特性，卻也使它們成為健康的危害者。含膽固醇的油，如一般的動物油，與氧結合的速度非常快，而含有多元不飽和脂肪酸的 ω - 6植物油，與氧結合的速度更快，如：玉米油、葵花油、大豆油、核桃油、芝麻油、花生油等，都是容易產生氧化自由基的多元不飽和植物油。比起膽固醇對身體的傷害，容易產生氧化自由基的油脂，對人體的危害更大。多元不飽和脂肪酸很容易產生破壞細胞和造成退化性疾病的氧化自由基，對身體不好。因此，多元不飽和脂肪酸含量愈多的植物油愈不好。（請看表六）

另外，含多元不飽和脂肪酸的植物油在榨取的過程中，也容易變質，這是對身體的更進一步傷害。因

為以前人工提煉油脂時，是用人工石磨出來，但現在
工業發達，工廠為了要大量製造，必須快速的製油。
首先，將原料以高溫120℃煮，如此才容易將裡面的油
榨出來。而組成這些油脂的不飽和脂肪酸，對熱是非
常敏感的，因此，其化學組成就會由左旋（Cis）的排
列方式改變成右旋（Trans）的排列方式，而這種右旋
排列形態的不飽和脂肪酸，容易在體內產生自由基，
破壞身體細胞的細胞膜，改變細胞膜的流通性，同時
不具彈性而失去其功能。

表六：

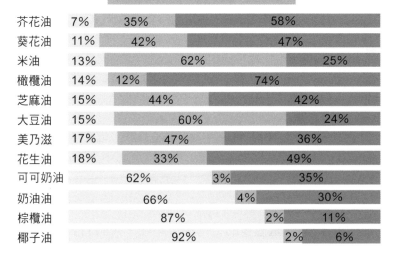

飽和及不飽和脂肪酸比例圖

	飽和脂肪	多元不飽和脂肪	單元不飽和脂肪
芥花油	7%	35%	58%
葵花油	11%	42%	47%
米油	13%	62%	25%
橄欖油	14%	12%	74%
芝麻油	15%	44%	42%
大豆油	15%	60%	24%
美乃滋	17%	47%	36%
花生油	18%	33%	49%
可可奶油	62%	3%	35%
奶油油	66%	4%	30%
棕櫚油	87%	2%	11%
椰子油	92%	2%	6%

此外，脂肪酸是組成很多細胞及酵素、荷爾蒙的成分，而右旋型態的脂肪酸只能部分與這些組成成分附著，比起正常的左旋型態脂肪酸的附著力少了很多，進而造成身體酵素系統、荷爾蒙系統等的不正常。

另外，身體的免疫細胞受到這些帶有自由基的右旋脂肪酸破壞時，也會使這些細胞的殺菌能力及抗癌細胞能力降低，而無法抵抗細菌的感染，也無法破壞即將形成腫瘤的癌細胞，因此身體容易感冒、容易受到細菌病毒的感染，也易產生各種腫瘤及癌症。此外，它也會使男人的精子數減少，男性荷爾蒙降低。而且，也有實驗證明，右旋排列型態的脂肪酸，會提高乳癌及攝護腺癌的機會。

很多科學家的實驗也證實了，這種右旋排列的脂肪酸很容易造成心律不整，使動脈裡的血液容易凝固，也會使不好的膽固醇（LDL）升高，而使好的膽固醇「高密度膽固醇（HDL）」降低。此外有一些固體或半固體的脂肪，看起來像動物脂肪，其實是 ω-6 的多元不飽和脂肪酸組成的動物油，經加工變成固體或半固體的脂肪，如：人造奶油、乳瑪琳等；在轉變的過程中，需要把液體油完全或部分氫化（Hydrogenated）。

這種氫化過的固體或半固體的脂肪，就叫人造奶油（Margarine）或起酥油（Shortening）。近二十

餘年美國愈來愈多人買人造奶油，因為認為那是由多元不飽和脂肪酸的植物油製成的，比其他的動物脂肪好多了，而且沒有膽固醇。但其實不然，這些固體植物油氫化的過程中，會使其所含的不飽和脂肪酸由原來的左旋結構，變成右旋構造。右旋型態的脂肪酸對身體是不好的，它會產生帶有自由基的脂肪酸對健康是一大威脅。因此，不要誤以為只要不吃動物性的脂肪，而吃固體的植物脂肪會較安全，事實不然。

哈佛大學的Dr.Willett做過一個實驗顯示，那些每天吃四茶匙人造奶油的婦女，比每天吃少於一茶匙人造奶油的婦女，得心臟病的機會多了66％。另外，也有很多的實驗顯示，當你在做菜中加入人造奶油時，會使得心臟病的機會多90％。美國在過去二十年來，人造奶油是人們食用最多的脂肪，雖然動物油的攝取減低了，但心臟病並未顯著降低，這也是美國人平均壽命是世界排名三十餘的主要原因之一。

此外，這些多元不飽和脂肪酸做成的固體脂肪，不適於加熱做菜，因這些脂肪再加熱時，很容易與空氣中的氧結合而受到破壞，產生更多右旋型態的脂肪酸，對身體造成更多的破壞。

以上的發現讓我們了解，不只是動物脂肪的飽和脂肪酸造成心臟血管的疾病，這些變性以後的植物油，也是造成心臟血管疾病以及癌症等疾病的原因。

因此，近幾年，營養界及醫學界都大聲疾呼，希望人們少用人造奶油，或是拒買用其烘焙的麵包、糕點。

橄欖油是最適合食用的油

如此說來，市面上的植物油，如：玉米油、葵花油、芝麻油等液態油，這些油脂大部分的多元不飽和脂肪酸組成的不飽和脂肪，好像也不適宜我們食用囉！

那麼，什麼油是適合我們吃的呢？只有兩種，第一種是以單元不飽和脂肪酸為主要組成的植物油，如：橄欖油、葵花油、花生油及芥花油，它們分別含有74％、47％及58％的單元不飽和脂肪酸等。它們不具有飽和脂肪酸對心臟血管的壞處，也少有多元不飽和脂肪容易產生自由基的缺點。

單元不飽和脂肪酸組成的植物油最具代表性，對身體健康最好的是橄欖油，它含74％的單元不飽和脂肪酸，只有12％的多元不飽和脂肪酸，它似乎是大自然提供給我們最安全的食用油——人體細胞也最能處理這種油脂裡的脂肪酸。

長期食用橄欖油，保證可以保持年輕，而且不易得到退化性疾病，因為這種單元不飽和脂肪酸不易與氧結合，因此不易造成帶有氧化自由基的脂肪。這種單元不飽和脂肪酸甚至可以中和那些帶有氧化自由

基的脂肪酸。哈佛大學的研究發現，一天食用一次以上橄欖油，比不吃橄欖油的婦女，得乳癌的機會少25％；同時他們發現，每天至少食用二茶匙的橄欖油，可以使婦女減低乳癌的機會達30～35％。因此，食用橄欖油的人比一般人得到癌症的機會為少。

改用橄欖油，你的健康就跨進一大步

　　加州大學研究地中海地區食用大量橄欖油的民族，發現這些人得心臟病的機會很少。他們同時發現，地中海地區的人民以橄欖油為主要的脂肪來源，無論何種疾病所引起的死亡率都很低。

　　橄欖油中品質最好的叫「初榨冷壓橄欖油（Extra Virgin）」，是經過低溫壓榨出來的，沒有用溶解液去萃取，也沒有經高溫處理，可說是保持100％原來的脂肪酸構造。一些市面上賣的，如果沒有標示Extra Virgin，則表示不是經過以上的榨取過程，原來的脂肪酸多少會受到破壞，導致品質的不良。要注意的是，植物油如果萃取過程是經過高溫，也會影響植物油的品質和化學構造，而使它產生對身體的破壞性。因此，在買橄欖油或植物油時，請選擇那些用人工沒有經過加熱榨取萃取的，如此對身體較有幫助。

　　如果你要改變飲食來改善健康，首先把你食用的

油改為橄欖油，你的健康就跨進了一大步。因此，我們建議最好家裡只用橄欖油。事實也證明，那些以橄欖油當作主要脂肪來源的民族，他們的心臟血管疾病都大大的減少，且退化性疾病及癌症也比一般的人還要少。另外，花生油也是屬於一種比較好的植物油。

深海魚油可有效地防止老化

另一種有益健康且能防止老化的油，就是由含有 ω-3 的多元不飽和脂肪酸組成的油脂，主要存在於冷水的深海魚類裡，或是寒冷氣候生長的植物種子內。

多少年來科學家們已證實，食用含高濃度 ω-3 多元不飽和脂肪酸魚油的民族，他們的心臟病、癌症及退化性疾病，如：高血壓、關節炎、糖尿病等，都大大地減少了。

一九六〇年代，在一份研究 ω-3 不飽和脂肪酸能避免心臟病的報告中，檢查了 2400 個愛斯基摩人，發現他們的飲食裡面含有很高濃度的膽固醇，因為他們食用從深海來的鯨魚及其他的魚類，這些都含有多的脂肪及膽固醇；似乎他們的飲食應該會讓他們得心臟病，事實卻不然。這些愛斯基摩人幾乎都沒有心臟病，也沒有糖尿病。

經過研究才發現，他們所吃的那些魚類的油中所

含的 ω-3不飽和脂肪酸，會調和身體裡壞的脂肪酸，包括：飽和脂肪酸及膽固醇。因此，可以保持他們健康長壽而沒有疾病。

魚油是歐美最暢銷的健康食品之一

魚油所含的 ω-3脂肪酸主要有二種，分別為：DHA和EPA，在過去已常被醫師們用來治療疾病，但是到近二十年來才被科學家臨床證實，它可以降低膽固醇，減少心臟病、中風、高血壓，也可以避免大腸癌、乳癌，減低過敏，改善皮膚等作用。ω-3脂肪酸的缺乏，會引起很多的疾病。包括：產生牛皮癬、接觸性皮膚炎、掉髮、減低免疫功能、行為偏差、傷口癒合差、流產、血液循環不好等，甚至與不孕症也有很大的關係。魚油的好處自一九九〇年起，大量地在報章、雜誌被報導，醫師也開始建議病人定期的攝取魚油。因此，魚油成為目前在歐美最暢銷的健康食品之一。

ω-3脂肪酸對身體有什麼好處？

降低膽固醇

ω-3脂肪酸可調節血液中膽固醇的代謝，包括：膽固醇的運送、轉換及排泄。一個非常著名的實驗，是世界上研究 ω-3脂肪酸最有權威的醫師Dr. Dyerberg

所做。他的工作群在一九六〇年研究愛斯基摩人的飲食，發現愛斯基摩人的血液中，壞膽固醇LDL非常低，而好膽固醇HDL非常高。儘管他們所吃的食物有很多動物油。

他們進而研究，丹麥人是世界上壞膽固醇濃度最高的，這兩個民族的人膽固醇濃度有如此大的差異，其主要原因是愛斯基摩人吃深海魚，深海魚油裡的ω-3脂肪酸DHA和EPA是造成這個差異的主要因素。ω-3脂肪酸可降低膽固醇的整個濃度，及降低壞的膽固醇濃度並增加好的膽固醇濃度的作用。

同樣的實驗，已有許多醫生和科學家們得到相同的結果，美國奧立崗大學就做過相似的研究，發表在美國的醫學雜誌。他們給一群病人吃含很多ω-3脂肪酸的鮭魚，十天後，發現這些人的膽固醇降了17％，三酸甘油酯降了40％。這些實驗顯示，鮭魚的油所含的DHA和EPA這二種脂肪酸，對降低膽固醇與三酸甘油酯有很顯著的作用。另一個實驗是Dr. Vangent所做，他用魚油（這魚油含80％的ω-3，其中32％EPA、38％DHA）給一群人吃，每天吃8公克，4個星期後，這些人的膽固醇顯著下降。

減少心臟病的罹患

一九八二年的實驗發現，讓西方人以愛斯基摩人

的食物，來代替西方人的食物，也就吃含有大量深海魚的食物，他們的心臟病也因此減少了。

同樣地，日本人心臟病的比例也很低，科學家們發現，因為日本人吃很多魚，尤其是深海魚。在日本，心臟病比例最少的是沖繩（Okinawa）群島，這些島上居民吃的魚是日本其他地方的兩倍。科學家們開始研究這些人的血液，發現他們的血液較暢通，不像心臟病人的血液那麼濃稠、那麼黏膩。他們的血液不易凝固。

一九八六年九月二十六日，一本在國際學界非常出名的雜誌叫《新英格蘭醫學雜誌（The New England Journal of Medicine）》，發表了醫生們對魚油的重要研究，發現即使你吃了很多動物性的脂肪，但同時也吃足量的深海魚油，得心臟病的機會就很少；也就是說這些人吃了很多動物性脂肪，但得到心血管疾病的卻很少，是因為他們同時吃了魚油的關係。相反地，一些很少吃動物脂肪的人，他們的食物中缺少了魚油或深海魚，他們得心血管疾病的機會，反而比那些吃動物油，也同時吃魚油的人得心血管疾病的比例高。原因除了魚油可以降低膽固醇，抑制血小板在血管裡形成血栓外，臨床實驗已證實，魚油也可以減少血液的黏度。

現在很多心臟病的病人服用阿司匹靈來降低血液的濃度，以減少血管阻塞，魚油除了有相同的作用外，也有其他更多的好處，更沒有阿司匹靈對胃腸的

刺激，進而引起胃潰瘍及胃出血的副作用。因此魚油的補充，是提供了一種較健康和安全的另類療法。

魚油對血壓的好處

一九八六年，倫敦一家著名醫院的醫生做了一個實驗，給一些患高血壓的病人吃魚油，或含魚油的魚，大約三個月後，他們的血壓降低了至少20％。魚油的降血壓作用，是經由減少血液中鈉的濃度，來減低水分的存留，以及影響腎臟分泌的「腎素（Renin）」──一種直接影響血液的荷爾蒙，會讓血管收縮易引起高血壓。另外，一九八二年密西根大學的醫學院做實驗發現，魚油可減低血管對壓力的刺激所產生的反應。也就是說，魚油能使我們的血管不易受情緒或天氣變化的影響，而引起血管收縮產生高血壓，造成動脈破裂，或動脈阻塞。

紅斑性狼瘡、關節炎，症狀會減輕很多

原因是魚油可以減少身體產生發炎反應的物質，如「白三烯素（Leukotrieno）」等；並且可以保護身體細胞免受自體免疫細胞的攻擊──一種自體免疫失調的疾病。ω-3脂肪酸也是組成「攝護腺素（Prostaglandin，一種體內類荷爾蒙）」的主要成分。攝護腺素有調節發炎過程的功能。

治療偏頭痛

偏頭痛困擾著許多人，自到現在大多只能用止痛藥控制，但科學家們發現，魚油可以很快速地減少偏頭痛發生的次數，以及其嚴重的程度。其作用主要是，經由魚油改變體內細胞攝護腺素的合成過程，以及減少「血清素（Serotonin）」——一種會使腦內血管擴張，而造成偏頭病的化學物質的濃度。

避免癌症

ω-3脂肪酸能加強細胞膜的穩定度，進而幫助受傷細胞的恢復。很多實驗發現，當一個人的細胞膜不夠強壯時，會造成過敏，甚至癌症、免疫失調等問題。科學家們發現，食物中含有很多魚油時，可以避免或阻礙乳癌、大腸癌、攝護腺癌、胰臟癌等癌細胞的生長。

降低糖尿病患者的血糖

魚油可以減低糖尿病人服用胰島素的份量，藉著使細胞能夠更有效的利用胰島素。換句話說，魚油能減少糖尿病人血液中糖分的濃度，所以糖尿病的病人，因糖尿病引起的血管或心臟的毛病，可以吃魚油來降低。

幫助腦細胞發育

ω-3魚油裡的DHA，也是腦部發育非常重要的脂肪酸。ω-3脂肪酸不夠時，腦中的細胞數目會減少，

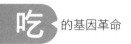

而且會造成腦細胞中間的傳遞出現問題，造成思考、學習等方面的障礙。

為什麼 ω-3 不容易攝取足夠？

愈來愈多的實驗顯示魚油對身體的好處，無庸置疑地，在食物中增加魚油，對身體是很有幫助的。但是要我們吃愛斯基摩人的食物，是不大可能的，也是不需要的。

有人說，我們也吃深海魚，為什麼 ω-3 脂肪酸會不夠呢？原因是市面上所賣的深海魚，是經過處理的。因為深海魚所含的 ω-3 脂肪酸，很容易使魚腐爛，產生臭味，也就是說這些脂肪酸一接觸到地面上的氧氣時，就發臭。因此當漁夫們補到深海魚時，為了避免這些魚腐爛發臭，便在一、兩天內即將這些油脂去除掉才冷凍，以便能保持新鮮，其所含的 ω-3 脂肪酸已被去除掉了。這就是我們雖吃深海魚，仍然得不到足夠的 ω-3 的原因。

有些醫生建議吃寒帶植物裡面的 ω-3 脂肪酸，但實驗顯示，從植物攝取來的 ω-3 脂肪酸，很難在身體裡轉換成 DHA 和 EPA。因此，吃深海魚的油提煉出來的魚油，是最理想的。要記住的是，油煎的魚常會破壞魚裡面的成分 DHA 和 EPA，所以要保持魚油裡的

DHA和EPA，蒸魚的效果比較好。

　　而藉著吃深海魚油膠囊，一天一～三粒，就可以很有效地將血液中的ω-3脂肪酸的濃度提高。

奶類製品

　　一九九〇年美國的醫學報告，建議人們喝低脂肪、甚至沒有脂肪的牛奶，原因是牛奶裡面所含的脂肪不僅是飽和脂肪，而且現在畜牧業為了讓牛快速產奶，以及避免牠們因集中管理引起的脾氣暴躁、傳染病等。因此，都在牛身上打了很多荷爾蒙、鎮定劑和消炎藥，這些化學藥品都會儲存在牛奶的脂肪中。很多人認為，低脂肪牛奶的營養不夠，其實低脂牛奶或脫脂牛奶跟有脂肪的牛奶，它們的差別只是在於脂肪的含量不同而已，其他的營養成分，包括：蛋白質和鈣等，幾乎是一樣的。其實，如果能改吃豆奶將是很好的，因為豆奶裡面的蛋白質不會像牛奶裡面的蛋白質容易造成過敏，包括：氣管炎、氣喘、皮膚炎、消化不好、鼻竇炎、免疫系統疾病。然而，豆奶唯一的缺點是含鈣量較低，只有牛奶的1/3，因此喝豆奶的人應另外補充鈣。

脂肪與荷爾蒙

　　脂肪是由各種不同的脂肪酸所組成的，脂肪在消

化過程一定要先被分解成脂肪酸，才會被人體吸收。脂肪酸是合成類荷爾蒙物質的主要骨幹。因此，體內脂肪酸的種類，決定身體裡面產生好的，或是壞的類荷爾蒙物質。

很奇妙地，那些現今被科學家證實對身體，尤其是心臟血管不好的脂肪，包括由飽和脂肪酸組成的動物脂肪，以及一些植物性脂肪，或是被做成半固體和固體型態的脂肪，過去科學家們只知道它們所含的脂肪酸，會沉積在血管壁上造成心血管疾病，但現在科學家們也發現，這些不好的脂肪會經由消化道分解成脂肪酸，吸收入身體裡面，會產生很多不好的類荷爾蒙，造成血管收縮、動脈硬化等等。

而橄欖油等好的植物油在體內，會產生好的類荷爾蒙。除了脂肪本身的種類以外，高醣類食物也會明顯地降低好的脂肪酸濃度，這也可以解釋，為什麼要進入健康軌道的飲食，不應該含有太多醣類的食物；而我們知道魚油對身體很好，尤其是對膽固醇太高的人非常好，而科學家也發現，魚油裡面的EPA脂肪酸，也是製造好的類荷爾蒙一種非常好的脂肪酸。

平日慎選食用油，可保青春健康

總而言之，那些讓我們容易老化的油，包括：動

物油、含高膽固醇的油，或人造奶油、起酥油等，含右旋型態脂肪酸的脂肪；含 ω-6多元不飽和脂肪酸的油，如：玉米油、花生油、葵花油等。而能讓我們保持年輕的油，則包括：單元不飽和脂肪酸的橄欖油，以及含 ω-3不飽和脂肪酸的深海魚油。

 # 水

多喝水是進入健康軌道所必須的，在你所有的飲食裡，水應是最多的，水是體內所有新陳代謝，以及排除廢物最重要的幫手。

食物經消化、分解及它們引起的荷爾蒙分泌，使體內產生一連串的生化反應，如果沒有水的參與是很難完成的。因此，要進入健康軌道，請務必多喝水。一天二公升的水對不常運動的人是足夠的。

運動愈多，水分就得隨著增加愈多。茶也是提供水分的來源。另外，運動飲料或低脂牛奶也可當作水分的補充來源，只是它們有些含糖在裡面，還是不能完全取代水。

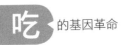

如何進入「健康軌道」

了解健康軌道飲食的理論根據：

1. 食物是人體健康最重要的決定因素。

2. 食物對人體健康的影響，主要是由食物經消化道分解並吸收入體內後，引起的荷爾蒙變化來的。

3. 人體內兩項與食物最有關係的荷爾蒙，分別是胰島素與升糖激素，以及類荷爾蒙，這種荷爾蒙又分為對身體健康有益的「好」類荷爾蒙，及對身體健康有害的「壞」類荷爾蒙。

4. 食物除了可以直接決定身體是分泌「好」的或「壞」的類荷爾蒙之外，食物也藉著影響胰島素及升糖激素的分泌，而左右「好」的或「壞」的類荷爾蒙的分泌。

5. 身體需有多數「好」的類荷爾蒙及少數「壞」的類荷爾蒙，才能進入「健康軌道」。隨時保持體內「好」的與「壞」的類荷爾蒙的平衡，才是健康的保證。

6. 胰島素及「壞」的類荷爾蒙的過多分泌，是健康的最主要殺手。

7. 人體基因的設計，是以吃低脂肪蛋白質食物及低GI的醣類食物，才是最健康的。

最適合人體基因的飲食原則

1. 蛋白質與醣類食物的比例，應該是介於2：3～3：4中間。

2. 蛋白質、脂肪、醣類食物的比例，以卡路里來算應該是30：30：40。

3. 確定大部分你所攝取的醣類食物，是由攝取蔬菜、水果而來的，且那些屬於高GI的醣類食物，包括：澱粉、麵包、穀類，只能佔醣類食物裡最多不超過10％。

4. 蛋白質食物應屬低脂肪的蛋白質，如：雞胸肉、蛋白、豆腐乾、魚，為最合適的蛋白質來源。

5. 你所吃的脂肪食物來源，應該屬於含單元不飽和脂肪的植物油，或是 ω-3的多元不飽和脂肪油，如：魚油。脂肪食物大多存在蛋白質食物當中，或是作菜的油裡，除了少吃肥肉外，應選擇橄欖油為炒菜油。不要吃太少的油脂，對於有些幾乎不吃脂肪食物的人來說，有時只有少量的醣類食物，就可以刺激很多胰島素的分泌，因為食物裡面的脂肪可以減緩醣類食物被吸收，進而減少胰島素的分泌。

6. 應該每天至少喝約2公升的水。

7. 寧願每天吃4～5次少量多餐，不要少餐多量。

8. 早餐一定要吃，且要在睡覺起來一個小時以內吃。

Chapter **3**

吃得對，活到老
── 健康食物篇

吃得對，可以健康地活到一百歲

如果你希望活得健康長壽，你一定要認真地想一想，你每天所吃的二、三公斤的食物，對你的健康是否有幫助，還是會奪去你的健康壽命。

英國一個非常有名的生化學家Dr. Crawford，我曾與他一起出席國際會議多次；他的研究報告中說：「不好的食物不但會造成腦神經細胞的消失、退化，也會造成人類的加速老化。」同時，他也說道：「人類只要吃得對，有適當的營養，就可以健康地活到一百歲。」

根據分子生化學家的研究，我們知道食物裡的營養素，如：維生素、礦物質、胺基酸等，在我們體內努力地做了很奇妙的工作。但是同時科學家也發現，食物中所含的某些成分是造成很多慢性病、退化性疾病的原因。而且至少有三十種以上的癌症，以及心血管病變、免疫失調等疾病，與飲食有很大的關係。

而且愈來愈多的食物受到化學藥品的汙染。化學添加物大量被用來增加食物的味道、延長有效期限，加上食物的品質因為處理過程及烹調技術的改進，也受到破壞，所以除了遵照上一章〈如何吃出健康〉的飲食原則外，了解如何有效地攝取食物裡的營養素，以及少吃那些會造成身體損害的食物，也是維持健康

所需要的。

希波克拉底（Hippocrates）這位二千五百年前的醫學之父，也是人類有史以來最偉大的醫生，他曾經寫過這句話：「Let your food be your medicine.」另外一句是「Let your medicine be your food.」這位偉大的醫生說得很對：「食物就是醫藥，醫藥就是食物。」

如果你所吃的食物沒有達到以下所提的目標，也是很難健康而長壽的。

所攝取的食物要能補充身體維持健康所需要的營養素，這包括：六十種微量礦物質、十五種維生素、十二種胺基酸及三種必需脂肪酸等。不僅如此，植物食材裡的某些「植物營養素（Phytonutrients，又簡稱：植化素）」，也是維持健康以及預防疾病所必需的。

使你健康又長壽的食物

下列的一些食物，是科學家與營養學家建議的健康長壽，以及防止老化的食物：

1.各種水果和蔬菜

在所有食物的營養素當中，最有效又能減緩老化的，就是蔬菜和水果裡所含的抗氧化劑。如果能每天吃不同種類的水果、蔬菜，將吸收到很多不同種的抗氧化劑，其中有些是我們已經知道的，有些則可能是

我們還不知道的。這些蔬菜和水果內含的抗氧化劑，可以中和在身體裡會破壞細胞、加速人體老化的氧化自由基。如果從小就重視吃蔬菜水果，就能避免過早的老化。時至中年，水果蔬菜更是重要。因為這時候身體老化的速度，將會因為生活壓力、環境汙染、生活型態而加速。到了老年，將會逐漸出現因老化而帶來的慢性疾病，這些情形可因多吃蔬菜水果而適時減少。

另外，蔬果中也含有很多礦物質、維生素及其他的植化素，尤其是紅色或橘色的水果及蔬菜，包括：胡蘿蔔、南瓜、辣椒、香瓜、草莓、桃子、芒果等。這些蔬果裡面最主要的天然營養素是「類胡蘿蔔素（Carotenoid）」。類胡蘿蔔素已被證實可減少心臟病和癌症的機會，增加免疫力、增加頭腦的功能、避免肌肉的萎縮，以及防止白內障等。每天吃五、六小碗這類的蔬菜，以及二、三碗這一類的水果，可降低50％得心臟病或癌症的機會。

十字花科蔬菜（Cruciferous Vegetables）

這是美國醫學界在一九九〇年初期所提出的抗癌食物。這類蔬菜包括：綠花椰、白花椰、萵苣、高麗菜等。這些蔬菜的植化素可以抑制腫瘤的生長，增進免疫力及避免癌症等。這類植物的營養素中含有：蘿蔔硫素（Sulforaphane）和吲哚（Indoles），能有效地

避免癌症的產生，以及抑制一些腫瘤的長大，尤其是乳癌。這些食物所含的葉酸（Folic Acid），也可辦免大腸癌的產生。另外，這些蔬菜裡也含有豐富的維生素A和維生素C。

番茄

這個看似很便宜的水果，最近被發現是很有價值的蔬果。其所含的植化素可預防癌症，減緩癌細胞長大的速度，維持精神及肉體的功能，並可幫助視力。歐美的實驗顯示，每天吃番茄的人，得大腸癌、直腸癌、胃癌等的機會比一般人少60％。

番茄裡面的對香豆酸（P-coumaric Acid）和綠原酸（Cholorogenic Acid），是番茄有以上功能的兩種主要植化素。番茄也富含維生素A、維生素C及榖胱甘肽（Glutathione）。

堅果類─植物的種子

這些食物含有很多健康的植化素，且含有對身體有益的脂肪，能降低膽固醇，避免心臟病、腫瘤的形成，調節血壓，使頭髮、皮膚、神經、動脈有豐富的營養。

黃豆

我們所吃的黃豆，近年來被認為是很健康的食

物，黃豆及其製品都含有很好的營養素，可降低膽固醇、減低心臟病及預防癌症。黃豆所含的蛋白質，可減低壞的膽固醇。黃豆所含的一種植化素「大豆異黃酮（Genistein）」，可抑制腫瘤細胞的增長，也可幫助癌細胞恢復成正常細胞。美國的研究顯示，吃大量的黃豆，可以大大降低得癌症的機會。

另一種黃豆所含成分「植酸（Phytate）」，是一種很強的抗氧化劑，可預防癌症、糖尿病、關節炎等。此外，黃豆的另一成分「植物雌激素（Phytoestrogen）」是一種天然的女性荷爾蒙，可有效降低停經後的症狀。

豆芽類

這些芽菜是世上三分之二的人賴以為生的食物，含有非常多的植化素，以及必需脂肪酸、礦物質、纖維等等。根據研究，這些芽菜類有避免大腸癌及其他癌症的效果。如果一天能吃三十克豆芽類的食物，可減低30％大腸與直腸癌的罹患率。豆芽類所含的植酸，可以抑制早期乳癌的惡化。另外，這類食物所含的酚酸類（Phenolic Acids），可保護人體細胞的遺傳物質DNA，不被致癌物質所改變。

豆芽類還含有豐富的維生素E，可預防癌症、預防心臟病、增強免疫力。其所含的纖維能治療許多慢性

疾病，如：肥胖、癌症、心臟病等。

柑橘類

橘子、檸檬、葡萄柚等，裡面含有很多營養素，尤其是這些柑橘類的種子，最近被發現含有許多很好的抗老化及抗癌的物質，因它們含有一種叫「檸檬苦素（Limonoid）」的營養素，可抵抗致癌物。事實上，研究家已發現，柑橘類含有58種以上的抗癌物質。這些柑橘類如能連皮帶籽一起吃是最好的，因為皮和籽比果肉部分含有更多的營養素。另外，柑橘類也含有穀胱甘肽這種植化素，是很好的抗氧化劑。

一般人喜歡喝果汁，但這些柑橘類榨出汁來時，其所含的穀胱甘肽很快會消失了，所以最好直接吃，不要榨汁。

魚類，尤其是深海魚

愛斯基摩人很少患心臟病、癌症等，就是因為他們吃很多深海的魚類，這些魚是他們蛋白質和脂肪的主要攝取來源。這些深海魚所含的蛋白質和脂肪，與我們現代人所攝取的蛋白質和脂肪的來源是不同的。魚油裡面含有 ω-3脂肪酸，這是一種多元不飽和脂肪酸，是人體所需的重要脂肪酸。這個脂肪酸能減低中風、心臟病等的罹患機會。

洋蔥與蒜頭

在所謂中醫和民間的醫藥藥材中，蒜頭與洋蔥長久以來就被用為治病的主要食物。蒜頭裡至少含有二百種不同的植化素，可以降低癌細胞的生長、預防心臟病、降低膽固醇等。這兩種食物特別能防止致癌物，在腸胃道產生癌症，因此長期吃洋蔥與蒜頭，可以減低腸胃道的癌症。

茶——健康的飲料

在所有的飲料中，茶是最具有抗氧化作用的，它含有非常多的抗氧化劑。綠茶是所有茶中含有最多抗氧化劑的，因為它是不發酵茶。烏龍茶、清茶的抗氧化作用，只有綠茶的40％，而紅茶只有10％。另外，茶葉也含有不同程度的抗癌物質。

以上所列舉的，是防止老化、防止退化性疾病、幫助你健康長壽所需的飲食。另外，我們更需要知道何種食物會影響健康，了解它們的壞處，然後避免食用這些食物。

Chapter **4**

是藥非藥 ——健康
維生素與礦物質篇

維生素與礦物質是現代人的必需品

過去幾年來，有無數關於維生素與礦物質在預防與治療疾病，以及維持身體健康方面的重要研究報告被發表。醫學界現在也證實，維生素與礦物質除了可以減輕疾病的症狀，像：感冒、喉嚨痛等外，也可以有效地避免或治療一些危害身體的疾病，如高血壓、癌症、心臟病等。

從一九九○年到現在，是維生素與礦物質被稱為有預防與治療疾病效果的年代，它們被認定為超級食物，其實應稱它為藥，因它具有治療疾病的效果，但它卻是天然的健康食品。

二、三十年前，人們只談論是否該服用維生素與礦物質，現在人們談論最多的，是要如何靠著服用維生素與礦物質等健康食品，來增進健康、並活得更久。我們可以很容易地從著名雜誌如《紐約時報》（New York Times）、《新聞週報》（News Week）、《時代週刊》（Times）等美國社會的主流雜誌，看到它們發表有關維生素與礦物質對身體健康好處的文章。如果有機會到醫學圖書館去，則會更驚訝地發現，在所有主要的醫學雜誌，如：《美國醫學會雜誌》（The Journal of American Medical Association）、《新英格蘭醫學雜誌》（New England

Journal of Medicine）、《刺胳針》（Lancet）、《美國心臟學會雜誌》（The American Journal of Cardiology）等，都發表了許多很有確切的科學實驗，證明維生素、礦物質對身體的好處。如：維生素C與維生素E可以預防心臟病與癌症，鈣可以降低血壓，鎂可以控制心律不整，鉻（Chromium）可以幫助成人型的糖尿病，鋅可以增加身體對細菌的抵抗力等。

尤其在網路非常發達的今天，只要有電腦，就能從電腦裡找到有關任何維生素與礦物質等健康食品的報導與研究結果。因為這些研究的發現，使得愈來愈多的醫生和營養學家，在他們行醫的過程中，用這些健康食品來治療他們的病人。在美國我認識了一些醫生朋友，他們都很成功地在他們的診所裡，用健康食品治療他們的病人。

維生素與礦物質的效用被肯定

為什麼維生素與礦物質的效用被愈來愈多的人所接受？有幾個原因：

1. 諾貝爾獎得主萊納斯・鮑林博士（Dr. Linus Pauling）於一九七○年所寫的一本書叫《維生素C與感冒（Vitamin C and the Common Cold）》，從這第一本有關維生素的預防與治療疾病的書發表

後，就有非常多關於維生素與礦物質對身體健康的
研究報告被發表。

2. 一九七〇年以後，分子生物學（Molecular Biology）的發達，可以精密地測量到身體的維生素與礦物質，以及它們在身體裡的作用。

3. 自由基對於老化與疾病的關係被發現，而維生素與礦物質能用來對付這些自由基，有避免疾病及防止老化的作用。

4. 多項研究讓維生素與礦物質間接地被認為，是既安全又便宜的預防與治療疾病的方法，可以免除昂貴的醫療負擔。

從飲食中無法攝取到足夠的維生素與礦物質

為什麼我們不能從食物中得到這些食物營養素呢？很多病人問我，為什麼吃營養學家建議的四大類食物，還要補充維生素與礦物質呢？大自然的食物裡，應含有維持身體健康潛能所需的營養成分。但事實卻不是如此。

早在一九三〇年初，美國的國會報告就已證實了農業部的研究，科學家們發現，大部分的文明國家的種植蔬果的土壤裡，已經沒有足夠的維生素與礦物

質了。因為土地一再地重複種植，每一次蔬果收割，土壤裡的礦物質等營養素就被蔬果吸收一部分，幾年下來，土壤能供應給食物的營養已經日漸缺乏，加上果農用來施肥的肥料只有鈉、鉀、鎂等少數幾種礦物質，而其他五十多種礦物質沒有被加進肥料裡；因此，現在的蔬果都嚴重地缺少礦物質。也就是說，我們現在所吃到的食物所含的營養素，與一、兩百年前未被大量使用的土地所種植出來的食物，其營養成分是不一樣的。

土壤中嚴重缺乏礦物質

一九九二年的全球高峰會議就有如下的報告：在世界各大洲都有嚴重的土壤礦物質缺乏的情形，其中北美洲是土壤礦物質最缺乏的地方，人們要靠食用蔬果來攝取足夠礦物質是不可能的，除非你每天吃上好幾公斤的蔬菜或水果。

過去100年來礦物質缺乏的百分比

澳洲	55%
歐洲	72%
亞洲	74%
南美洲	76%
北美洲	85%

　　據專家的研究，一九七〇年的菠菜，其含鐵量只有一九四八年的七十分之一；現在生胡蘿蔔中所含的β-胡蘿蔔素，也只有四十年前的百分之一，現在幾乎每種在城市的超級商店買到的蔬果裡，所含的維生素與礦物質，都只有二十年前的十分之一。而且，食物在經過運輸、冷凍、處理、烹煮的過程中，其中的維生素與礦物質更嚴重流失或被破壞。

　　一九九六年美國的農業部又發表了一個研究報告，他們發現，在超級市場看起來鮮綠的蔬菜水果，其中所含的維生素C與蔬果罐頭裡所含的一樣。大家都知道罐頭裡的食物，因為處理過程以及防腐劑的關係，其所含的營養素都幾乎不見了，但是為什麼市場上鮮綠的水果所含的營養素也那麼少呢？原因在於超級市場的鮮果其實是五、六天前採收的，為了保持新鮮，都以冷藏處理，而冷藏很容易造成營養素的流失。因此，現代人除非吃野地種植的新鮮蔬果，否則很難攝取到發揮身體健康潛能所需的這些微量元素。

現代人普遍缺乏維生素與礦物質

　　美國的營養學家發現，大部分的美國人，無法由食物攝取到足夠維持身體機能所需的營養，也就是美國人訂的每天「推薦膳食攝取量」（Recommended

Daily Allowance，簡稱RDA）的營養標準。RDA的標準是訂在可以避免因為缺少這些營養素，而引起疾病的標準；也就是說，如果你吃到符合RDA的標準，你可以避免因這些營養素的缺乏所引起的疾病。例如：維生素C的每天建議量是三十毫克，其實要達到「健康軌道」的程度，成人每天應服用維生素C一千毫克，也就是RDA的三十倍以上。

如果你吃的營養素，只求符合RDA的標準，那麼你可能處於一個危險的邊緣，因為很多退化性的疾病，如：心臟病、糖尿病等，隨著年齡的增加，可能很快就發生在你身上了。因此，市面上賣的維生素或健康食品，總會標示他們的產品是100％的RDA標準，這些產品是無法讓你的身體發揮健康的潛能的。

我要強調的是，靠著均衡的膳食，或只求符合RDA標準的營養素，是不夠的，要達到真正的健康，需要很實際地補充身體發揮健康潛能所需要的營養素。萊納斯‧鮑林博士在一九六八年就發表了靠著服用維生素，可以自然地加強身體細胞功能，也讓我們的身體達到最好的健康狀況，並發揮最大的基因潛能。萊納斯‧鮑林博士每天服用一萬毫克的維生素C，是每天建議量的三百倍，在他九十一歲的高齡，仍在美國加州大學舊金山分校醫學院教書。每天工作十六個小時，精神體力都很好，而那些在一九七○年代曾

嘲笑他，不相信維生素C能抗老化及預防疾病的醫生都已過世了。

🍴 維生素

維生素的發現

為什麼在食物裡看不見、嘗不到的維生素，對身體那麼重要呢？讓我們來認識什麼是維生素？它如何作用？如何能從食物或健康食品攝取這些維生素？可能很多人對維生素的觀念很模糊，有許多疑問，我們將逐一介紹，也順便探討一下對您的健康最好的攝取量。

早在一九一二年，波蘭一位生化學家發現，有些疾病如：腳氣病，是因體內缺少了某種東西，他稱這種物質為「維生素（Vitamin）」。他也發現很多食物面有這種維生素，可以治療這些疾病。當時他用含有這種被他稱為「維生素A」的食物，治療了很多患夜盲症、腳氣病等，那時「維生素」這個字正式出現。

一九一六年，維生素B被發現。一九一七年醫生們發現鱈魚肝油（Cod Liver Oil）可避免因缺乏

維生素D而引起的佝僂症。一九三七年諾貝爾得獎主阿爾伯特·聖捷爾吉（Dr. Albert Szert-Györgyi）就是因為在一九三〇年發現了維生素C與生物類黃酮（Bioflavonoids）而獲得殊榮，他是第一位在醫學界喚起大家對於維生素的重視的醫師。當時他就臆測，將會有更多的維生素被發現。到了一九三二年維生素E被發現。接著一九三八年科學家發現維生素B可避免玉蜀黍疹。一九四〇年，加拿大醫生伊凡·舒特（Evan Shute）與他的工作群，成功地用維生素E治療心臟血管疾病的病人。

一九四八年，Dr. Fred Klemser用高劑量的維生素C治療很多病毒引起的疾病，包括小兒麻痺、感冒等。一九四九年，Dr. Abram Hoffer成功用維生素C和維生素B治癒了精神分裂的病人。以上二位醫師開啟了用維生素來治療疾病的新紀元，知道維生素除了可以避免因缺乏維生素引起的疾病外，也可以用來治療疾病。一九九三年，哈佛大學研究人員發表了維生素E與心臟病攸關的重大發現。

什麼是維生素？

維生素的基本定義是：一種化學物質，是身體維持生命所需要的。而這種化學物質不能在身體內製

造，必須從食物中攝取。

維生素不是一群相同的化學物質，它們有不同的化學構造，卻有相同的功能。它不是無機的礦物質，而是食物裡面有機的化學物質。

維生素在身體所需要的只是很微量，大約從0.0001克到0.1克，因維生素的不同而有不同的需要量。維生素可以從食物中直接攝取到。但是，有些維生素是藉著由小腸裡面的細菌，分解食物中的某種成分，然後轉變成維生素，由小腸吸收，所以這種維生素不是直接存在食物裡，而是以可被小腸的細菌代謝分解的維生素先驅物，存在於食物內。

另一個例外是維生素D。它能由皮膚暴露於陽光下，而使皮膚內的維生素D先驅物經陽光的照射，而產生維生素D。

維生素如何作用？

維生素不會成為身體構造的組成份子，它卻是幫助維持生命所需的化學元素。維生素在身體裡被重複使用，而且經過一段時間後，量會慢慢減少，因此必須經常補充。

維生素就像汽車的火星塞一樣，我們知道汽車的動力來自於汽油的燃燒，但汽油沒有火星塞的點火是

不能燃燒的。維生素有如火星塞，身體裡許多生理反應，需要維生素的點火作用，若沒有維生素的點火作用，這些生理反應就無法進行，我們的健康就會受到很大的傷害。

有多少種維生素？

截自目前為止，被美國的食物與營養協會所認定的維生素有15種；另外，還有幾種可能被認定為維生素的物質，漸漸地被發現，但還沒有證實出來。

維生素為什麼有不同的單位？這使許多人感到困擾，因為在食物或健康食品的標籤上標示的單位，有的以重量，如Milligrams，有的以國際單位IU，有的叫US.P（United State Plarmacologic Unit）。原因是在研究維生素的早期，科學家們只知道維生素對身體的功用，而不知道它們的化學組成。比如維生素B，在剛發現時，只知道有一種物質能避免「腳氣病（Beriberi）」，但是對這種維生素B的真正化學組成不知道，因此無法正確測量它的重量。

科學家們在知道它的化學組成之前，只有這些物質在動物身上的作用程度來訂量，因此叫「International Unit」，即國際單位IU，是用來表示某種維生素對於動物身上作用的程度。而那些後來才被

發現的維生素，因為科學的進步，已經可以在實驗室詳細地分析它們的化學組成，因此這些後來發現維生素就以重量來定單位，都是以毫克Milligrams（Mg）為單位，1Mg等於千分之一公克（Gram）。

有些維生素非常微量的，像維生素B$_{12}$，它甚至於要用Micrograms（MCG）—— 等於千分之一毫克（Mg）—— 來定量，而有些維生素的單位較大，如維生素C，有時是以公克來定量的。

維生素的命名

維生素是以它的功能來命名的，而不是以構造來命名。

不同的維生素有不同的重要性、不同的功能。維生素A其實分為A$_1$、A$_2$，只是這兩種化學構造不同的A$_1$和A$_2$，其功能在身體的作用是一樣的，因此就以功能來分，所以只有一種維生素A。

維生素C只有一種，但化學成分卻存在於不同的化學構造裡面，我們經常所看到的維生素C叫「Ascorbic acid（抗壞血酸）」。但是其他如「Sodium Ascorbate（抗壞血酸鈉）」或「Calcium Ascorbate（抗壞血酸鈣）」等，都有維生素C的作用，但化學成分卻因含有一些礦物質而不同。維生素B群有B$_1$、B$_2$、B$_3$、B$_5$、

B_6、B_{12}等，功能是完全不同的，因此在講維生素B群的功能時，是將它們分開的。

天然維生素和合成維生素有何不同？

另外一個問題是，一般所說的天然維生素（Natural Vitamin）和合成維生素（Synthetic Vitamin），有什麼不同？

一般大眾在選購維生素補充品時，最大的困擾就是該買天然的，或是合成的維生素？哪一種是天然的？哪一種是合成的？每個廠商都說他們的維生素是天然的，該如何辨別呢？

其實，這很容易；真正天然的維生素只存在於食物中，除非是由食物直接提煉出來，沒有破壞到原來的化學構造的維生素，才可能是天然的。而以化合物在實驗室中製造，使其合成與天然維生素相同化學構造的維生素，叫合成維生素。很多人把與天然維生素化學構造一樣的，或是組成一樣的合成維生素，也都叫天然維生素其實是不對的。理論上來說，兩者的化學構造，完全一樣，作用應該也完全相同，但實際上二者的功用卻是有點差別。

很多人見證，用天然維生素的效果比較好。其原因是天然維生素可能含有其他我們還不知道的成分，

此成分可能會幫助這個維生素被人體吸收及加強它的功能。

比如科學家發現，天然維生素C比合成維生素C多了30%的有效作用。就是當提煉食物中天然維生素C時，總會附著一些其他叫生物類黃酮的天然成分，在提煉時無法去除。因此，天然的維生素C加上這種生物類黃酮，對身體就有更好的效果。

如果能夠由食物中攝取到足夠的維生素是最好的。但是問題是，光靠從食物中攝取到發揮健康的基因潛能，所需的維生素的量是不夠的。比如要攝取一千毫克的維生素C，如果完全從食物攝取，可能一天要吃十～二十公斤的蔬菜才夠，但若是由合成或是由食物中直接提煉出來的天然維生素補充，則能將大的劑量合在一個小小的錠劑裡面，一天一顆即可。

天然維生素或礦物質錠劑成本昂貴，因此，幾乎市面上所有的維生素健康食品大多是化學合成的。另一個要考慮的是，合成維生素效果比不上天然的維生素，但是對身體也沒有害。

你應該知道的維生素常識

什麼時候吃維生素呢？

最好是與食物一起吃，因為食物裡的一些成分，

能幫助維生素的吸收,所以在三餐飯後馬上吃維生素是很理想的。

每天吃幾次維生素?

最好把每天所需的量分成兩次,早晚各一次,而不要把一天的量,一次吃下去。

維生素可以放多久?

這個決定於是哪一種維生素,以及是否開封。一般來說,沒有打開的維生素可維持五年及90%的效用,而開封的則以二年為期限。如果完全打開不加蓋子,則不要超過六個月。

要服用多少維生素?

有一位出名的生化學家羅杰‧威廉斯(Dr. Roger William)是德州大學的教授。他說:「每一個人的身體生化反應都不一樣,每一個人與生俱來的生化反應也不一樣;因此,每人對維生素的需要量也不同。」他說,沒有一個固定的量是適合每一個人的。但是有一個原則,就是如果你的生活習慣很好,飲食也很好,只想保持身體有足夠的維生素的話,只要達到RDA每天建議量的一～二倍即可;但若要保護身體不易老化、不易產生退化性疾病的話,則建議吃RDA的五～百倍的量。如果已有一些退化性疾病,如:關節

炎、記性不好、風濕等，就要吃RDA的一百倍以上。

服用維生素安全嗎？

維生素是絕對安全的，很少聽說維生素中毒的情形。但因維生素A、D是脂溶性的，除非大量的攝取才有可能中毒；其他的維生素都是絕對安全的，即使有維生素過量引起的疾病，只要停止服用以後，很快就會消失了。

如果每天服用維生素A超過五千國際單位，半年以後才會過量。因此，最好每天不要超過五千國際單位。有時我們會在報紙上看到報導說，有人維生素過量，其實這種情形都是從急診室裡報導出來，由於有小孩子不小心吃了父母的維生素，一次吃太多，而被送到急診室去，才會有這種維生素中毒的報導。

表七：比較不同的維生素需要量

	美國每日 建議攝取量	預防劑量	治療劑量
維生素A	900μg	1800μg	3000μg
維生素C	90mg	1000mg	2000mg
維生素D	15μg	30μg	75μg
維生素E	15mg	400mg	1000mg
維生素B_1	1.2mg	50mg	200mg
維生素B_2	1.3mg	50mg	200mg
維生素B_3	16mg	50mg	200mg
維生素B_5	5mg	50mg	300mg
維生素B_6	1.3mg	50mg	100mg
維生素B_9	400μg	200μg	1000μg
維生素B_{12}	2.4μg	1000μg	15mg
維生素B_7	30μg	30μg	100μg
對胺苯甲酸 （Paba）	100mg	500mg	未明確

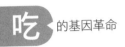

缺乏維生素所引起的症狀與疾病

缺乏維生素A
青春痘、味覺消失、乾頭髮、掉頭髮、不孕、疲倦、失眠、夜盲、皮膚粗糙。

缺乏維生素C
牙齦出血、皮膚易瘀血、傷口不易癒合、關節痛、情緒低落、疲倦。

缺乏維生素D
口腔灼熱感、失眠、近視、神經緊張、骨頭鬆軟。

缺乏維生素E
禿頭、皮膚炎、不孕、腸胃吸收不佳。

缺乏維生素B_1
厭食、便祕、腸胃脹氣、手腳麻木、對痛敏感、水腫、疲倦。

缺乏維生素B_2
白內障、皮膚炎、眼睛紅癢、舌頭有花紋。

缺乏維生素B_3（Niacin，即「菸鹼酸」）
口角發炎、皮膚黑斑、失眠、記憶力喪失、異位性皮膚炎。

缺乏維生素B_5

肚痛、接觸性皮膚炎、低血壓、失眠、肌肉痙攣、心悸。

缺乏維生素B_6

青春痘、貧血、關節炎、心情沮喪、厭食、口腔潰傷。

缺乏維生素B_{12}

情緒起伏、精神衰弱、頭痛、便祕、貧血。

缺乏維生素B_9（Folic Acid，即「葉酸」）

貧血、厭食、膽固醇過高、血糖高、灰頭髮、舌頭白。

缺乏對胺苯甲酸（Para Amino Benzoic Acid，簡稱 Paba）

便祕、灰頭髮、腸胃不適。

　　要注意的是，因為維生素的缺乏而有以上症狀的產生，需要長達五～九年的時間，因此當症狀出現時，表示您已有一段長時間的缺乏，即時的補充是非常必要且不可延遲的。

維生素A

維生素A與 β-胡蘿蔔素

維生素A與 β-胡蘿蔔素（Beta Carotene）是人體抗老化不可缺少的，與維生素C、維生素E、礦物質「硒」（Selenium）等的合作，能使身體幾乎所有細胞都受保護，而不受自由基的破壞。

維生素A與 β-胡蘿蔔素是不一樣的， β-胡蘿蔔素是維生素A的先驅物質，當身體吸收 β-胡蘿蔔素時，在體內轉換成維生素A。而 β-胡蘿蔔素除了可轉換成維生素A，以及擁有維生素A的作用外，它也有自己的功用。

維生素A大多存在動物性食物，包括：肝、腎、奶油及全脂牛奶中。但我們不建議吃肝或腎，因那是動物身體的過濾器官，有很多毒素儲存在裡面，從這些食物來獲得維生素A是不實際的。要獲得維生素A，主要來源是 β-胡蘿蔔素。 β-胡蘿蔔素存在深綠色的葉子裡，如：菠菜、胡蘿蔔、南瓜等。如果您沒有經常吃這些含 β-胡蘿蔔素的蔬菜，那麼，您最好能服用 β-胡蘿蔔素的健康食品，即使您經常吃這些蔬菜，您也可能需要額外攝取，來使您保持青春防止老化。

β-胡蘿蔔素能保持細胞的完整性

　　β-胡蘿蔔素是近二百年前，科學家們從胡蘿蔔中提煉出來的一種橘色物質，科學家們發現它能預防癌症，避免心臟病、白內障，並增進身體的免疫力，特別是β-胡蘿蔔素能保持細胞的完整性。

　　維生素A與β-胡蘿蔔素的作用幾乎是一樣的，它們對身體的健康有如下的作用：

1. **預防癌症：**已經有很多的人體實驗，顯示當一個人的食物或血液中含有高濃度的維生素A或β-胡蘿蔔素時，他們得到不同癌症的機會，如：肺癌、口腔癌、鼻咽癌、胃癌、乳癌、膀胱癌等，比一般人少一半。約翰斯·霍普金斯大學（The Johns Hopkins University）學生在一九八二年的研究發現，體內維生素A或β-胡蘿蔔素濃度低的人，他們比一般人同樣抽菸，但維生素A或β-胡蘿蔔素濃度高的人，得肺癌的機會多四倍。

2. **阻止癌細胞的繼續分化：**很多實驗顯示，當乳癌病人得到乳癌時，如果服用大量的β-胡蘿蔔素，比沒有服用β-胡蘿蔔素的乳癌病人多活六年以上的機會多十二倍。在美國沃爾特里德陸軍醫療中心（Walter Reed Army Medical Center）的一位醫生James Walter，他的實驗顯示，給他研究的癌症病人，包

括：大腸癌、乳癌、鼻咽癌、膀胱癌等患者，吃大量的 β -胡蘿蔔素，大約二～三個月後，這些癌症病人的癌細胞繼續擴散，或病情惡化的情形，都減少很多。

3. **預防心臟病**：維生素A或 β -胡蘿蔔素能避免動脈管壁形成血塊阻塞血管。美國哈佛大學做過一個實驗，是以醫生為對象，讓一群男醫生每兩天服用50毫克的 β -胡蘿蔔素，十年後發現，這些醫生得到致命的心臟病或中風的機會，比沒有服用的醫生少一半。在同一醫院做的另一實驗，把九萬個女護士分兩組，一組每天吃一萬一千國際單位的 β -胡蘿蔔素，另一組只吃四千國際單位的 β -胡蘿蔔素。一段時間後發現，每天服用一萬一千國際單位的一組，得心臟病的機會少22％。

4. **預防中風**：實驗顯示，每星期吃五根胡蘿蔔的人，比沒有吃胡蘿蔔的人，中風的機會少了68％，這也是哈佛大學對九萬名護士所做的實驗結果。根據哈佛大學教授喬安·梅森（Dr. Joann Manson）的研究， β -胡蘿蔔素是所有維生素中預防中風最有效的，而維生素E則最能預防心臟病的發作。然而，要使 β -胡蘿蔔素有效的預防中風、心臟病、癌症等，至少需要服用二年，才能預防這些疾病。因此，偶爾吃是不夠預防老化及疾病的。

5. **刺激免疫系統的功能：**美國亞利桑那大學（University of Arizona）的實驗，對十個五十歲以上的人，讓他們服用三十～六十毫克的 β-胡蘿蔔素，兩個月後發現，這些人身體裡的免疫細胞都顯著的增加，這些免疫細胞包括：T 細胞（T Cell）和一些淋巴球，這些細胞能夠保護身體免於癌症，及免受細菌與病毒的感染。

在哈佛醫學院的研究也發現，醫生們服用五十毫克的 β-胡蘿蔔素時，身體免疫系統裡的殺手細胞（Killer Cell）會顯著的增加。

大家都需要維生素A或 β-胡蘿蔔素

一般人說物中所攝取的維生素A或 β-胡蘿蔔素的補充品，尤其是如果想減緩老化的速度，更是需要。食物中的 β-胡蘿蔔素很容易被消化道吸收。生食的最好，煮得愈熟，食物中所含的 β-胡蘿蔔素濃度就愈低。β-胡蘿蔔素並非完全沒有毒性，因此過量服用，也是會有副作用。實驗顯示，即使服用超過十五萬國際單位的 β-胡蘿蔔素，也不會引起副作用或產生毒性。但高劑量會使皮膚變黃，但是停止服用即消失；只是二〇〇八年的研究發現，長期的 β-胡蘿蔔素攝食過度會增加吸菸者得肺癌的機率。不過，相較起來，

維生素A較容易引起毒性，尤其是每天超過一萬國際單位時。所以，最好與食物一起服用，因為食物裡面的某些脂肪，是腸子吸收維生素A與β-胡蘿蔔素所必需的，比一次吃，在血中的濃度會高三倍。

大部分的研究與實驗顯示，正常的男人每天應服用一七千～五萬國際單位的β-胡蘿蔔素。而維生素A最好不要超過五千～一萬國際單位，因為過量的維生素A會在肝臟造成毒性。

維生素C

一九五四年美國醫學會發行的雜誌《美國醫學會雜誌》（American Medical Association Journal）報導，把十毫克的維生素C為有病毒性肝炎的病人做靜脈注射，連續五天，可使病人快速恢復。一九六〇年《俄亥俄州醫學雜誌》（Ohio State Medical Journal）報導，一位病人患了猛爆性肝炎，所有的醫學方法都宣佈無效時，很幸運地，有一位醫生用靜脈注射維生素C，而保住他的性命。

一九四九年，美國一位醫生弗雷德・克倫納（Dr. Fred Klenner），他是用高單位維生素C治療病人的先

驅，他在一九七一年的報告中說，他用高劑量的維生素C治療病毒性肝炎的病人很有效果。在一天之內就使病人恢復健康，並重回工作崗位。

一九七六年萊納斯‧鮑林博士又寫了一本書叫《維生素C與流行性感冒（Vitamin C, the Common Cold, and the Flu）》。這本書詳細地發表了他用維生素C來治療流行性感冒，以及防止感染性疾病產生的臨床研究報告，在醫學界引起了一陣旋風。從此維生素C對身體的重要性，無論在生理上或治療疾病上，以及避免老化方面，都有很多的研究，其效果也再次的被肯定。

一九七五年日本一本很有權威的醫學雜誌，也建議用維生素C來避免因輸血引起的病毒性肝炎。UCLA的一位教授在之前發表了一篇文章，說到服用維生素C的人，生命比一般人的長，而且那些吃富含維生素C的食物，以及服用維生素C營養補充品的人，因心臟病死亡的機會，比一般人少三分之二，而且比一般人多活六年。

萊納斯‧鮑林博士在他的書上也寫到，如果每天服用三千～一萬二千毫克的維生素C，人類將可延長十二～十八年的壽命。他每天服用一萬毫克的維生素C，在九十歲高齡時，仍能每天工作十六個小時，在美國舊金山加州大學分校教書，而且精神煥發。

維生素C是一種可治病的藥

像大部分開發國家的人一樣，你很可能不知不覺的缺少了維生素C，而使你健康、青春、壽命不知不覺地一天天被剝奪了。在美國大約有10％～40％人每天服用維生素C。美國一位專門研究維生素C的醫師伊曼紐爾‧切拉斯金（Dr. Emanuel Cheraskin）說：「幾乎每個人都沒有攝取到足夠的維生素C。」

維生素C對人類，由小劑量到很大的劑量，都有不同的效果。維生素C在一百年前，在很多不同的食物中被發現，那時是為了研究缺乏維生素C對壞血病的影響；因此，那時服用維生素C只是用來避免壞血病。現在醫學上已發現，維生素C不僅是一種營養補充品而已，也是一種可治病的「藥」，能避免某些形式的癌症、心臟病、過敏性疾病、維持男性的生育能力，並且可以預防及治療某些病毒性的感染，幫助增進免疫功能等。

維生素C的醫療效果卓著

預防流行性感冒

鮑林博士在他的《維生素C與流行性感冒》一書中說：「維生素C可以有效地避免或減低流行性感冒的症狀。他說，當你一有感冒的症狀時，每天吃四千～一

萬毫克的維生素C，吃兩天，就可以有效的避免及抑制病毒在體內的繁殖。」

一九七三年，蘇格蘭的一群科學家們做了一個實驗，發現當流行性感冒的病毒侵入人體時，人體的白血球就會變形，此時感冒的症狀就會出現了。他們發現，在白血球變形時，當天吃五千毫克的維生素C，然後每天吃一千毫克的維生素C，三天就可使變形的白血球恢復，而能抵抗流行性感冒的病毒。

從一九七○～一九九○年代，陸續有許多實驗證實維生素C確實對感冒非常有效。每天五百毫克，就可以避免被傳染，即使被傳染，也沒有症狀出現。現在醫學界公認，維生素C在流行性感冒的症狀還未出現時，可以減輕感冒的症狀，也可縮短感冒的時間。

維生素C對其病毒也有作用

日本人曾經做過一個非常精細的實驗，在一千一百個手術後，需要輸血的病人中，給他們每天服用二千毫克的維生素C，發現沒有一個人得到因輸血所引起的B型或C型肝炎；而沒有服用維生素C的病人，則有7％的人感染了肝炎。

其實，維生素C對於抵抗病毒的特性，在20世紀的初期就被發現了。那時紐約的哥倫比亞大學有一個醫生，發現用維生素C可以抑制小兒麻痺。此後，他又用

維生素C成功的治療皰疹病毒、肝炎病毒，以及所謂的
「人類皰疹病毒第四型（Epstein-Bar）」，一種與侵
入型乳癌有關的病毒。

維生素C可增強抵抗力

白血球對身體的免疫系統有非常重要的功能。科
學家們發現，免疫系統的維生素C濃度愈低時，抵抗力
就愈少。當有細菌或病毒感染時，服用維生素C，身體
裡的白血球會很快速地吸收維生素C，以便有能力來抵
抗細菌或病毒的感染。

另外，科學家們也發現，當一個人接受類固醇的
治療、服用避孕藥，或是生活有壓力時，都會使白血
球的維生素C濃度降低很多，因此，這些人更要服用大
量的維生素C。

另外，有一種白血球叫做「嗜中性白血球」
（Neutrophil），對細菌很有抵抗力。科學家們發現，
維生素C的補充，可以很有效地增進這種白血球的殺菌
力。此外，科學家們也發現，服用維生素C可以減低自
由基對白血球的破壞，並可增加抵抗細菌或病毒的白
血球的數量。

科學家們發現，身體裡面有一種干擾素，是一種
很強烈的促進免疫的物質，由淋巴球所分泌；服用維
生素C可以增進這種干擾素的分泌。

維生素C對預防癌症的效果

　　維生素C能增進免疫系統的能力，是它的預防癌症的理由之一。而維生素C的抗氧化作用也是預防癌症的因素之一，因為維生素C能中和身體裡的自由基，並可與維生素E彼此合作，增進抗氧化的作用。

　　一九七一年，鮑林博士和他的夥伴伊旺・卡麥隆博士（Dr. Ewan Cameron）做了一個維生素C治療癌症的實驗。他們給上千名患各種癌症的病人每天十克的維生素C，結果很多病人覺得他們的體力好起來，較有精神，疼痛減輕，而且存活率也增高。五年後，卡麥隆博士聚集了一百名服用維生素C而存活的癌症病人，給他們服用維生素C，其五年後的存活率是沒有服用維生素C的四倍。一九七八年他們發表了這篇報導，引起當時強烈的震撼。直到現在，許多醫生仍用維生素C來治療癌症病人。

　　肉類、醃魚、醃漬的食物裡面一種「亞硝酸鹽（Nitrite）」的物質，與食物中的其他的蛋白質合成時，會形成「亞硝酸胺（Nitrosammine）」，這是一種致癌物質，容易引起消化道，包括大腸、小腸、胃、食道的癌症。在中國大陸北方，食道癌的罹患率很高。科學家們發現，在那些容易患食道癌地區的人，他們尿液中亞硝酸胺的成分特別高，他們讓這些地區的人服用維生素C，過一個月後，發現他們尿液中

的亞硝酸胺顯著降低。幾年後，這地區患食道癌的人數顯著減少。因此維生素C對中國人常見的消化道癌症有很好的預防效果，甚至於有治療癌症的效果。

維生素C能減低膽固醇的濃度

維生素C是體內膽固醇被轉換成膽汁，並分泌至小腸消化脂肪，這一連串過程中的必需因素。沒有適當濃度的維生素C，膽固醇將不能變成膽汁，成為消化系統的重要工具，因此維生素C不夠的話，就有膽固醇增高的現象。

經過實驗發現，維生素C可以降低低密度膽固醇（LDL），而增加高密度膽固醇（HDL）的濃度。一九七七年美國做過一個實驗，研究員把八十個膽固醇過高的人分成兩組。一組每天給予五百毫克的維生素C，另一組則不吃。結果三個月後，吃維生素C的這組，膽固醇降低了13％，另一組膽固醇則沒有下降。

另外，科學家也發現缺乏維生素C的人，他們的動脈較脆弱，較容易被血液中的毒素或膽固醇所附著。這些缺乏維生素C的人，加上膽固醇過高時，他們的動脈壁很容易被附著，造成動脈硬化。因此，維生素C有讓動脈壁光滑、不使膽固醇附著的作用，進而減輕動脈硬化、高血壓的症狀。

維生素C應該怎麼服用？

在美國，每天服用維生素C的建議量是六十毫克，這只能避免因缺乏維生素C而引起的壞血病；要維持人體最適當的健康，並減低其他疾病的發生，我們需要服用更多的維生素C。

很多著名的醫生和研究家，包括諾貝爾獎得主萊納斯‧鮑林博士、哈佛大學的Dr. Balgfrei，還有美國國家健康總署的醫生Dr. Mark Lebin，他們的研究都顯示，高於每天建議量好幾倍的維生素C，能使身體的代謝功能發揮到最好，至於有病的人則需要更高劑量的維生素C。由於現代人所處的環境非常複雜，環境汙染非常嚴重，因此維生素C的需要量，也因每人的環境、生活型態、年齡等而有所不同。比如抽煙的人，身體所需的維生素C的量，就比一般人多上40％。

根據Dr. Eaton和Dr. Konner的研究發現，人類的基因被定在每天約需四百毫克的維生素C；如果是有慢性病的人，每天所需的維生素C還要高出許多。因此，我們可以說，每天所需的維生素C的量，因人的年齡、體質、生活環境、是否身體有疾等情況而異，大約是每天一百毫克到十克之間。

萊納斯‧鮑林博士建議每天服用二百五十～一千毫克，可以避免病毒和細菌的感染。每天一克以上，

甚至能殺死侵入的細菌和病毒。每天服用一千～三千毫克的維生素C，可以避免病毒和細菌的入侵；每天服用八千～一萬毫克的維生素C，可以治療因細菌或病毒入侵而引起的疾病。

實驗顯示，大量的維生素C，無論口服或注射都沒有毒性。在健康食品中，算是最沒有毒性的。美國食品藥物管理局（FDA）維生素C列為「一般性安全」（Generally Safe），是一種很安全的維生素，它唯一的副作用是對腸胃道的刺激，可能引起腸胃道的不適，如瀉肚子；這是由於維生素C是酸性的。但現在的科技已可將維生素C的酸性去除，在製造時，以一些礦物質如：鈣、鎂、鋅、鉀或鈉等，合在一起叫「酯化維生素C（Ester-C）」，而使維生素C在服用時，不會造成腸胃方面的傷害。

維生素C對牙齒及牙齦上面的組織，有兼顧與保護的作用。因此，很多人對市面讓所受的可咀嚼的維生素C深感興趣，讓小孩吃這種維生素C咀嚼片，一方面可補充維生素C，一方面則對牙齒與牙齦有保健的作用。但是他們忘了維生素C是酸性的，當牙齒咀嚼這種維生素C時，會破壞琺瑯質一樣。使琺瑯質被溶解，就如同牙齒上的細菌破壞琺瑯質一樣。因此，當服用可咀嚼的維生素C片時，必須確定這項維生素C產品是與其他礦物質混合的Ester-C，才不會傷害牙齒。

維生素E

　　維生素E的發現大約已有一百年的時間，其功能與療效一天天的被肯定；近幾年來，維生素E的效用更逐漸被證實。它對人體的益處良多，特別是它對心臟的保護作用。

　　一九三三年居住於英國倫敦的伊凡・舒特醫生（Dr. Evan Shute），首先注意到維生素E對心臟的好處。舒特醫生和他當心臟科醫生的弟弟，用維生素E幫助了很多心臟病患者，發現維生素E對治療心臟病有很好的效果，當時的人卻仍抱持著懷疑的態度。但從那時起，維生素E就成為很多科學家研究的對象。

維生素E治療心臟病效果卓著

　　1996年3月，世界著名的英國醫學雜誌《刺胳針》，發表了一個非常可靠、令人興奮的研究結果。他們在劍橋大學對二千名患有冠狀動脈或心臟血管疾病的病人進行實驗。將他們分成兩組，一組每天攝取四百～八百單位的維生素E，另一組則否。經過一年的追蹤，發現攝取維生素E的那組，得心肌梗塞的機率，比沒有攝取維生素E的另一組病人少了77％。也就是

說，同樣有心臟病的病人，只要每天吃四百～八百單位的維生素E，那麼，得心肌梗塞而引起心臟麻痺的機率就降低77％。尤其是那一群患有非常嚴重的心血管疾病的病人，有些是動過心臟血管繞道手術的病人，維生素E對他們的效果更是可觀。心臟病愈嚴重的病人，服用維生素E的效果愈顯著。

維生素E為什麼對心臟病有效？

為什麼維生素E對心臟病有效呢？科學研究發現：

1. 維生素E可以減緩脂肪附著於血管壁的速度；甚至已經附著的脂肪，都可以減少或被消除。維生素E也可避免膽固醇被自由基破壞，而形成對身體有害的膽固醇。

2. 科學家與醫學家由臨床上證實，維生素E有抗凝固的效果，它可避免血管內血小板的聚集。有高血壓或高膽固醇的病人，他們的血液較易凝固，尤其是經過很小的心臟冠狀動脈時，萬一不幸凝固會引起血管阻塞，而造成心臟麻痺。維生素E有避免血液凝固的作用，因此可防止冠狀動脈阻塞。

維生素E的抗氧化作用可以防癌

維生素E也是很好的抗氧化劑，因此有防癌的作

用。維生素E可以防止自由基對身體細胞的破壞；當自由基破壞細胞內的染色體DNA時，會造成細胞的突變，而產生不正常細胞的分裂，也就是癌症的產生。而維生素E的抗氧化作用，可以中和人體內的自由基，有減少細胞DNA被自由基破壞而變性的機會。

　　一九九六年在美國國家健康研究中心，專門研究人體老化的洛松奇醫生（Dr. Losonczy）研究一群六十七～一〇五歲的人，並分析其中一萬一千一百七十八人的死因時，發現那些平常服用維生素E的人，死於癌症的機會少了59％。這個著名的研究結果發表在美國著名的雜誌《美國臨床營養學雜誌（American Journal of Clinical Nutrition）》上，這就是為什麼維生素E那麼受人重視，也是銷售最多的健康食品的原因。

　　另外，芬蘭的一位研究學家對二萬一千名沒有任何癌症的人，做了十年的追蹤研究，發現有四百五十三人在十年後產生不同的癌症。這四百五十三個人體內維生素E的濃度，都比那些沒有罹患癌症的病人低很多。

　　維生素E也可幫助乳癌病人。一九八一年，蘭登醫生（Dr. London）作了一個詳盡的實驗，發現維生素E可使乳癌病人的荷爾蒙分泌型態改變，像正常人一樣。乳癌病人體內的兩種荷爾蒙，一種

事「雌激素」（Estradiol），另一種是「黃體素」
（Progesterone），此例和正常人正好相反。乳癌病人
的雌激素與黃體素的比例比正常人高很多。蘭登醫生
讓乳癌病人吃維生素E以後，發現大部分病人的雌激素
與黃體素比例大大地降低。科學家也發現，維生素E可
以減低乳癌發生及阻止乳癌擴散的機會。

維生素E有助於腫瘤的消失

　　維生素E與女性乳房的囊狀纖維瘤有很大的關係，
一些實驗發現，大部分患有乳房囊狀纖維瘤的女性，
其血液中的維生素E濃度很低。在美國約有20％的女性
有這種囊狀腫瘤，因這腫瘤而引起乳房癌的比例，比
一般正常人多二～八倍。

　　一九六五年波士頓大學醫學院的報告，發現超過
50％患有囊狀纖維瘤的婦女，服用維生素E後，腫瘤會
變軟，而且變小。同時也發現，維生素E也可減少腫瘤
引起的疼痛，尤其在月經前，維生素E可使囊狀腫瘤退
化、消失，而不會惡化成乳癌。

　　醫生們進一步發現，有囊狀腫瘤的女性，其體內
某種荷爾蒙的濃度特別高，服用維生素E後，這種荷爾
蒙的濃度就降低了。因此，在美國與英國的醫生，當
發現病人患以良性的囊狀腫瘤時，就建議他們服用維

生素E，因為除了維生素E以外，沒有其他藥物可幫助
腫瘤的消失。除非是開刀拿掉，但一般病人都不希望
開刀。維生素E是非常健康又便宜的治療法，不但沒有
任何副作用，而且效果顯著。

維生素E可增強人體白血球對細菌的抵抗力

維生素E也可增強身體對細菌的抵抗力，一九七九
年一項知名的報告指出，每天服用維生素E二百毫克的
病人，在服用前與服用後做比較，發現他們的免疫力也
顯著的增強。從那以後，有更多的實驗發現，維生素E
確實可以增強人體白血球對細菌的抵抗力，並增加抗體
的數量。因此，很多醫生在開刀前後，都會給病人吃維
生素E，可避免因開刀引起的副作用及傷口感染等。

腦細胞對維生素E的缺乏特別敏感

另外，維生素E對於維持腦神經的健康也有很
大的貢獻。很多實驗顯示，維生素E對於腦神經病
變，像是：帕金森症（Parkinson's Disease）、阿茲
海默症（Alzheimer's Disease）、功能遲緩症（Tardy
Dyskinesia）、記憶力減退等疾病，有很好的治療效
果。

美國的研究學家索科爾（Dr. Sokol），於一九九

○年在美國的營養學會上報告他的研究指出：「維生素E是腦部與肌肉適當發育與維持功能所必需的營養素。」腦細胞對於維生素E的缺乏特別敏感，因為腦細胞膜的組成份子，很容易受不飽和脂肪酸，特別是氧化自由基的破壞。因此，當維生素E濃度足夠時，體內自由基的濃度會大量降低，進而防止腦細胞遭受破壞；很多患有帕金氏病或阿茲海默症的病人，都因服用維生素E而有很大的進步，這都是因為維生素E的抗氧化作用所致。

服用多少維生素E？

天然的維生素E主要是以D-α-生育酚（D-Alpha Tocopherol）化學構造存在的，但是通常都會有D-β-生育酚（D-Beta Tocopherol）、D-γ-生育酚（D-Gamma Tocopherol）同時存在，是效果最好的維生素E。另外，也有一種維生素E的化學構造是以「L-Alpha」、「L-Beta」、「L-Gamma」的形式存在，或是「DL-Alpha」、「DL-Beta」、「DL-Gamma」同時存在。L型式的維生素E一點效用都沒有，而DL型式的效用是D型式的64％而已。現在我們所說的維生素的單位效用，都是以DL型式的效用來計算。

因此，如果瓶上標的是六百國際單元的DL-α-生育酚（DL-Alpha Tocopherol），就是真的六百國際單位的效用；而如果是六百國際單元的D-α-生育酚，那麼，其實它將是大約八百國際單位的效果；而如果是L-α-生育酚，則一點效果也沒有。購買時，請注意標示上面所寫的生育酚（Tocopherol）的型式。

礦物質

一九九三年，美國出名的鄉村歌手大衛·休斯頓（David Houston）突然腦血破裂，導致腦出血而死，時年五十七歲，沒有高血壓、也沒有糖尿病。科學家發現，這是因為他身體缺少礦物質銅（Copper）所致。這種礦物質的缺乏容易引起腦內動脈、靜脈瘤的突然破裂而猝死。醫師們後來發現，早在十幾年前，獸醫們已經從動物的猝死經驗中發現，若在飼料中加入足夠的銅，即可避免動脈、靜脈瘤的產生。醫師們相信，這名歌手如果攝取足夠的銅，是不會死於這種疾病的。

很多糖尿病的患者，尤其是第二型糖尿病（過去稱做「非胰島素依賴型糖尿病」或「成人型糖尿

病」），是因為缺少鉻（Chromium）這種礦物質引起的，在美國，很多醫生會用鉻來治療那些只能用藥物控制或第二型糖尿病，有極好的效果。只要一天服用二百mcg（分克），即可獲得很大的改善。

另外，很多高血壓的病人是因為缺乏鈣或鎂引起的，實驗證明，給高血壓的病人服用足量的鈣及鎂，有三分之二都得到很大的改善。

你是否知道很多蒙古症小孩子產生的原因？醫生說是基因突變，卻不知道為什麼突變。現在科學家已發現，當精子與卵子結合以前，如果父母任何一方缺少鋅（Zinc），有很大的機會造成精子或卵子的基因突變，使染色體變性或不正常的分裂，而使染色體的數目增加。一個正常人有四十六個染色體，而當受精卵的染色體數目增加成為四十七個時，就會引起蒙古症──一種智力障礙及多種器官功能不正常的先天性症候群。

你是否知道鈣的攝取不夠會引起腎結石？這也許與你所知道的正好相反。腎結石不是因為身體有太多的鈣，相反地，是因為缺鈣而使血中鈣濃度不夠，身體為了要避免因血中鈣質不夠而引起抽筋等症狀，骨頭便要釋出鈣來補充血中的鈣。骨頭釋出的鈣，容易在腎臟或輸尿管裡引起結石。所以患腎結石的人，應該要補充鈣，而並非一般醫生所建議的，少吃鈣就不

會引起腎結石。

　　補充礦物質，對現代人來說是多麼重要的一件事，很多身體上的疾病，醫生無法告訴你原因，很可能就是因為缺乏某種礦物質引起的。每天補充足夠的礦物質，並不要花多少錢，然而你的壽命與健康卻會受益良多。

百年前科學家們的大發現

　　人們對礦物質的認識與了解，從一百多年前開始，那時科學家們就發現，這些微量的礦物質在動物與人體裡的生理與生化反應，佔有非常重要的角色，而且是維持身體健康所必需的。

　　在二十世紀初，科學家們發現當土地裡缺少碘時，那地區的人就有甲狀腺腫大的現象。這是人類最早了解到的礦物質與疾病的關係。那時，一位名叫愛德華·卡爾文·肯德爾醫生（Dr. Edward Calvin Kendall）在人體的甲狀腺裡，發現到甲狀腺素（Thyroxin，甲狀腺的荷爾蒙），含有碘及胺基酸。從此以後，科學家們用實驗的方式發現，在動物及人的身體組織裡，有超過二十種的微量礦物質。

　　一九二八年，美國威斯康辛大學（University of Wisconsin）的一個研究小組，由Dr. Hart領導，專門研

究礦物質與身體發育成長的關聯，他們的研究進一步證明礦物質與疾病的關係。鐵（Iron）是血紅素的形成所必需的，鐵的缺乏將構成貧血；銅的缺乏將會造成至少二十種以上的疾病，包括：白頭髮、靜脈曲張、動靜脈瘤、肝硬化等疾病；而鋅的缺乏將會造成新生兒的畸形，如：兔唇、疝氣等。

到一九三○年，很多因礦物質缺乏而引起的疾病，或因礦物質過多而中毒的問題，逐被逐一發現。

一九三一年，醫生們發現，缺氟會造成牙齒的發育不良。一九三五年，醫生們又發現，鉻的缺乏會造成肌肉萎縮鬆弛。科學家也發現，礦物質對免疫系統的抵抗細菌、病毒、黴菌等的侵入，有很大的作用；礦物質對癌症、退化性疾病以及出生嬰兒身體的缺陷，也扮演重要角色。

同時，礦物質也被發現是細胞酵素系統的催化劑等等，可以說，身體要發揮正常功能不能缺少礦物質。因此礦物質的攝取不足，將造成身體全面性的不健康及加速老化的現象。

人體缺乏礦物質時所經歷的四個階段

一般來說，當一人身體的礦物質開始缺乏時，有下列四個階段：

1. **初發生期（Initial Phase）**——剛開始身體沒有任何臨床症狀，只是當某種礦物質缺乏時，這個礦物質在酵素系統的作用就會減低，而使身體酵素系統的功能衰退。這個階段大部分能維持一～六個月，若在這六個月內補充足夠的礦物質，臨床上也不會產生任何症狀。

2. **彌補期（Compensted Phase）**——也就是超過六個月，如果礦物質濃度仍然低，或補充不夠，此時身體裡因血液中礦物質不足，為了要維持血液中礦物質的濃度，身體器官會釋出儲存的礦物質。比如身體缺鈣到了某個程度，骨頭裡的鈣就要釋放出來，補充血液中的鈣，於是造成骨頭缺鈣而疏鬆。在這時期，病人會有一些輕微的臨床症狀，如心臟跳不規則、頭髮變白或掉髮等現象。我常碰到病人問我：「為什麼我的頭髮變白？為什麼禿頭？為什麼心跳不規則？」怎麼查都查不出原因，其實這些症狀就是提醒你，身體裡的某些礦物質缺少了。

3. **抗彌補期（Decompensated Phase）**——此礦物質已缺乏太多，無法靠其他器官釋出來補充了，可由血液中或頭髮測量出它低於正常範圍的濃度。這個階段有更多臨床上的症狀，或身體、生理的缺陷會產生，例如：有些小孩子會有學習的障礙、好動、情緒上的問題或肌肉萎縮等。

4. **臨床期（Clinical Phase）** —— 在這個臨床階段，
   因為礦物質的缺少過多與過久，會引起很多嚴重的
   症狀，甚至於死亡。如引起心臟肌肉的病變、糖尿
   病、癌症、血管瘤等，但是大部分的醫生都找不出
   原因，也不知道是由於缺乏礦物質而引起。

由頭髮測度人體礦物質的濃度

要評估一個人身體裡的礦物質是否足夠，最適當
的方法是根據頭髮的礦物質含量來分辨。用血液或尿
液來分析都不是很準確的，因為礦物質的缺乏，需在
抗彌補期才能由血液及尿液中測量得知。

頭髮裡礦物質的濃度，是血液中或尿中礦物質濃
度的二百倍，而且可以正確地反映出身體的含鈣量。
因此，由頭髮來測量礦物質濃度，比較容易知道是缺
少或過多。

如何選擇適當的礦物質？

應該如何選擇適當的礦物質呢？礦物質與維生素
不同的地方，是維生素幾乎都以相同的型態存在，而
礦物質則有三種基本型態：

1. **金屬型態**：包括從蛋殼、貝殼裡面磨取出來的礦
   物質，像礦鹽、海鹽、鐵鏽等，或是在實驗室用化

學原料合成的，都是屬於金屬性礦物質。典型的金屬性礦物質大都做成粉狀或錠劑。如果在健康食品店買的包裝上註明含「礦物名+Gluconate」，如：「Calcuium Gluconate」、「Zinc Gluconate」等，以及「礦物名+Lactate」、「礦物名+Suplphate」、「礦物名+Carbonates」或「礦物名+Oxides」，這些都是金屬礦物質。這種金屬礦物質，人體只能吸收12％，如果超過三十五歲或四十歲，則這些金屬礦物質能被吸收的只剩3～5％。

2. **螯合環化礦物質（Chlated Mineral）**：一九六〇年時，自化學工業所創造出來的，目的是要使金屬礦物質更能被人體吸收。於是，將金屬礦物質用胺基酸、蛋白質或酵素包住，以使這礦物質能被有效地吸收，這種礦物質就叫「螯合環化礦物質」；大約有40％能被吸收及利用，比普通金屬性礦物質的吸收率高出四倍。這類的礦物質可由它的化學成份看出來，在礦物質後面加上「Aspartate」或「Ticolinate」，如「Selenium Aspartate」等，都是屬於這種比較容易被吸收的螯合環化礦物質。

3. **膠狀礦物質（Colloidal Mineral）**：這是一種最容易被人體吸收的膠狀礦物質，但並非廣泛為人所知。簡單的說，膠狀的礦物質是指分子很微細的礦物質，存在於液體的溶質裡面，大約是十萬分之一

到一千萬分之一公分的礦物質，只能藉由電子顯微鏡才能看到。這種礦物質都是帶負電的，進入人體後，到了腸子裡，因為腸壁黏膜是帶有正電，所以正負電互相結合，有98％可被消化道所吸收。

天然的膠狀礦物質只存在於植物裡，植物吸收土壤裡的金屬性礦物質，這些金屬性礦物質經過植物裡特殊的生化作用，而轉變成這種顆粒非常小的礦物質。所有植物裡的礦物質都以這種型態存在，當我們食用蔬菜水果時，我們就吸收了這種礦物質進入體內。如：綠色植物的麥苗、麥草等，以及蜂花粉（Bee Pollen）、藻類（Algae），都含有大量這種膠狀礦物質，而且98％能被身體吸收。

我們知道那些住在歐洲高山上的百歲人瑞族群，他們飲用的水是從寒冷高山上的冰河融化後流下來的水，含有很多天然的從石塊或土壤帶來的礦物質。因為這些冰河流動時，會將旁邊的土塊或石頭裡的礦物質一起帶下來，而溶解在水裡，所以裡面就含有很多金屬性礦物質。這些水看起來像牛奶一樣，是混濁的，因此，被賦予一個很美的名字叫「glacial milk」，意思就是冰河的奶。其濃度與顏色，和其所含的礦物質多寡有關。

大部分的冰河含有六十～七十多種礦物質，但有些冰河只含二、三十種礦物質。這些含有很多金屬性

礦物質的水,當你喝的時候,只能吸收5～12%。那些百歲人瑞都能活到一百二十～一百四十歲,當然不只靠喝這些水而已,最主要是他們用這些水灌溉農作物,經過農夫的耕耘,把這些礦物質翻到土裡,而被農作物吸收。當這些礦物質在土壤裡被植物吸收後,植物會把這些金屬性的礦物質轉變成有機的礦物質,就叫「膠狀礦物質」(Colloidal minerals)。

一天要攝取多少礦物質?

美國國家學院醫學院制定的每人每天「推薦膳食攝取量」(RDA),可為攝食礦物質量的參考。但這RDA的量,實際上是不符合現代人所需要的,這個量的攝取只能保證不會因礦物質的不足而引起疾病。但是現代人的生活方式,包括:緊張忙碌的生活,高蛋白、高脂肪的飲食等,使得RDA的攝取量並不足以維持身體的正常功能。

請看「表八」,表中比較RDA及現代人維持健康所需的礦物質攝取量,可以明顯地看出,有的比RDA的量多出幾十倍。因此當你補充礦物質時,要注意攝取量。

表八：

	美國每日 建議攝取量	預防劑量	治療劑量
鈣	1000mg	2000mg	2500mg
鎂	400mg	1000mg	1500mg
鋅	11mg	25mg	40mg
銅	900μg	4000μg	10000μg
鉻	35μg	200μg	300μg
硒	55μg	200μg	400μg

以下列舉一些因某種礦物質缺乏而導致的疾病：

缺乏鈣：關節炎、骨刺、高血壓、失眠、骨質疏鬆、心悸、神經不穩定。

缺乏鉻：糖尿病、高膽固醇、緊張。

缺乏銅：血管破裂出血、肝硬化、白頭髮、慢性腹瀉。

缺乏鐵：厭食、指甲脆弱、腸胃不適、頭痛、好吃冰、心悸、貧血。

缺乏鎂：低血壓、低體溫、心情煩躁、失眠。

缺乏鉀：青春痘、心律不整、便祕、肌肉無力、水腫、低血壓。

缺乏硒：白內障、免疫力降低、肝硬化、精子數量
少。

缺乏鋅：青春痘、厭食、味覺喪失、指甲有白點、不
孕、嗜睡、性無能、躁鬱症。

以下我將分章介紹一些人體需要的重要礦物質。

硒（Selenium）

硒是身體絕對需要的一種微量元素礦物質，就像
鐵與鈣一樣，在我們所吃的食物裡必需含有這種礦物
質。

自一九六○年以來，科學家們發現，足夠的硒
的攝取可以增加壽命，避免癌症的產生。根據研究顯
示，硒可以保護心臟及避免關節炎；此外，硒與我們
身體的免疫系統，也有非常大的關係。當一個人身體
裡面硒的濃度太低時，很容易受到細菌病毒的侵入。

而自從「自由基會引起退化性疾病」的理論被
提出以後，科學家們也發現，硒是非常強的抗氧化
劑，它不僅可以抵抗自由基，而且也是身體中和自
由基非常重要的酵素叫「穀胱甘肽過氧化物酶 」

（Glutathione Peroxidase）的組成所需要的；缺少這種礦物質將加速老化。

硒在身體裡的濃度，會隨著年齡的增加而降低，六十歲以後，身體裡硒的濃度下降7％，七十五歲以後則下降24％，這是在每天攝取足夠二百微毫克的硒情況下。但是事實上，幾乎所有文明國家的人每天從食物中攝取的硒都遠低於二百微毫克，很多國家的人甚至於只達到四十或五十微毫克，因此血液中硒的濃度非常低。

硒的特殊抗癌作用

一位美國醫生雷蒙德・謝恩伯格（Dr. Raymond Shamberger）在一九六五年，聲稱這種礦物質有抗癌的作用。在那時，醫學家們已經發現，皮膚癌是因身體裡的氧化自由基對皮膚的破壞而產生的。謝恩伯格醫生發現，硒是非常強的抗氧化劑。他在動物的皮膚上做實驗，發現那些同樣有紫外線照射的動物，如果服用硒得皮膚癌的比例少很多。

自從這個實驗發表以後，很多醫生及科學家們紛紛用硒來做動物實驗，在動物身上，硒都顯示了它特殊的抗癌作用。

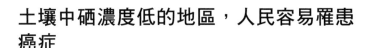

土壤中硒濃度低的地區，人民容易罹患癌症

一九七〇年代，謝恩伯格醫生開始在人類身上做實驗，他選擇了中國大陸這個地方。在中國大陸有很多地區，土壤硒的濃度非常高，有些地區的土壤裡則發現不到這種硒，因此，他們在中國大陸三十個不同地區的人的血液裡，測出硒的濃度分成高、中、低三個等級。他們發現，硒濃度低的地區的人、中等濃度地區的人，及高濃度地區的人，因各種癌症死亡的人數的比例是3：2：1。也就是說，土壤含低濃度硒的地區的人，死於癌症的人數是硒濃度高地區的人的三倍。這個重大發現，在一九八五年一本著名的醫學雜誌中發表。

硒對肝癌的特殊療效

在一九八〇年代的後期，中國大陸的醫生們在北京的一個癌症中心，做了一個更詳盡的實驗，這個癌症中心接受美國一個「Nutrition 21」機構的資助，做了一個既大又詳細的研究。他們先對二百二十六名B型肝炎帶菌者的病人實驗，一組每天吃二百毫克的硒，另一組則否，發現吃硒的那一組B型肝炎帶菌者，沒有人發生肝癌，而另一組沒有吃硒的病人，則有五人得了肝癌。

這個實驗同時收集了二千四百七十餘位肝癌病人

的家屬的資料，這些家屬患肝癌的機會，比其他沒有家庭成員患肝癌的人多很多。他們將這些家屬分成兩組，一組每天吃二百毫克的硒，另一組沒吃。經過二年的實驗，發現吃硒這組得肝癌的機會，比沒吃的那一組少了40％。

硒是男性礦物質裡不可或缺的成分

另一個較著名的實驗，是美國醫生Dr. Clark做的，他收集了皮膚科診所裡得皮膚癌的病人的病歷，從一九八三～一九九一年，共有一千二日多位病人，從這些病人的血液中測到硒濃度，發現平均濃度是一一四mg/ml。然後將這些病人分成兩組，一組每天吃二百毫克的硒，另一組則沒有服用硒，經過一段時間後那群吃硒的病人，血液中硒濃度升高到一九〇mg/ml，而在這八年實驗過程中，一直保持在一九〇mg/ml。

他們很驚訝地發現，這群患有皮膚癌的病人，在經過十年的追蹤後，他們得到其他癌症的比例，比另一組少了37％。如果以產生各種癌症而致死的比例來說，則少了50％。他們提早結束了這個實驗，因為不能再讓第二組的病人不吃硒，以防止他們再患其他癌症的機會。這是一個在醫學界很出名的研究報告，從

此，科學家與醫生們更發現，硒可以避免攝護腺癌、大腸癌、直腸癌、肺癌等。因此，硒被添加在男性的礦物質裡面，是最近非常流行，也非常被重視的。

心臟肌肉結實而有彈性，硒的功勞不小

硒有另一個非常重要的作用，是預防心臟病的產生。早在二十世紀初期，動物學家們就發現，很多動物包括；羊、牛、豬、土雞等的心臟病，是因缺乏硒所引起的；獸醫們在解剖意外死亡的動物時，發現很多死於心臟肌肉的病變，是一種心臟肌肉不夠強壯、不夠結實而引起的心臟衰竭。

他們發現，這些動物體內的硒濃度都非常低，因此，很多獸醫在他們的動物飼料裡開始做實驗，發現如果在飼料裡加入足夠的硒時，這些動物就很少會死於心臟肌肉病變。

到二十世紀的中期，科學家們才從實驗室裡發現，硒確實是心臟肌肉組成的必要元素，一個健康的心臟肌肉應該是非常結實而有彈性的，這需要靠硒來維持。

我經常在各醫學學會或雜誌上，看到有關這種心臟衰竭而死亡的病例，很可惜，有很多醫生不知道這些病人是缺乏硒而引起的。我想，獸醫都知道在動物的飼料裡加上足夠的硒，以避免心臟疾病；一般的醫

生及營養學家更應該知道，注意在人們所攝取的礦物質裡面加上硒這種礦物質。

硒的攝取不足，易罹患關節炎

關節炎的原因非常多，但已有足夠的證據顯示，硒的攝取不僅可以減低關節炎的症狀，而且科學家們也發現，硒所組成的一種抵抗自由基的酵素叫「穀胱甘肽過氧化物酶」，可以減輕關節炎病人的關節腫脹及疼痛。科學家們也發現，患有關節炎的病人，包括：退化性關節炎或類風濕性關節炎，他們血液中的硒的濃度都遠低於正常人。

硒對免疫系統的幫助

科學家們發現，硒可以增加免疫細胞，包括：淋巴球（Lymphocyte）及免疫球蛋白的濃度。科學家們也發現，當身體沒有足夠的硒時，那些本來不致於造成破壞身體的病毒或細菌，都會成為致病的原因。當身體補充足夠的硒時，細胞對病毒及細菌侵入的抵抗力就大大地增加。

硒可以改變一個人的心境

硒的另一個作用，是可以減少躁鬱症的發生，有

很多的實驗顯示，攝取足夠硒的人，比較不容易有躁鬱的情形，也比較不會有睡眠不好、心緒不寧等現象。科學家們發現，補充足夠的硒，對於一個人心境的改變是非常顯著的，尤其是對那些硒濃度不足的人。

　　一般人從食物中攝取到的硒非常少，含硒的食物包括：一些穀類、葵花子、肉類、海產、及蒜頭；而有一種名為「巴西堅果（Brazil Nuts）」，因為是種植在土壤含硒量非常豐富的亞馬遜森林（Amazon Forests），所以含硒量特別多。一般的礦物質健康食品所含的硒約在五十～一百毫克之間，但若要硒在身體裡有足夠的效用，避免癌症，或產生抗氧化的作用，則要每天吃二百毫克。

　　實驗發現，在男性身體裡的硒有一半存在於睪丸，及鄰近的攝護腺的輸精管當中。

鋅（Zinc）

　　如果你經常掉頭髮，或是味覺、嗅覺有問題；如果你身體的傷口，甚至於小傷口也不易癒合，或是患上憂鬱症、厭食；如果你年過四十，半夜經常要起來上廁所，患了攝護腺腫大；或是孩子的發育不好，雖

然吃很多，體重卻不增加；孩子經常生病，抵抗力不好；生下的孩子是蒙古症或是有先天性的畸形，如：兔唇、多指、心臟瓣膜缺損等，很可能都是因為身體缺乏鋅所引起的。

鋅這種微量元素對身體的健康與正常功能佔有很重要的地位。任何年齡的人若缺鋅，都會引起疾病。科學家們發現，幾乎所有的現代人，體內鋅的濃度都是不夠的。美國一位著名的研究鋅的科學家阿南達‧普拉薩德（Dr. Ananda Prasad）發現，連他自己都缺鋅，因此他每天服用十五～二十毫克的鋅。

許多疾病是由於缺乏鋅所引起的。大部分的人有了這些疾病，不會想到是由於缺鋅所致，其實只要服用微量的鋅，則前面所述的疾病就可以簡單地治好了。我用鋅治好了很多有下列各種疾病的病人，在此我要強調鋅對人體健康的重要性。

四十歲以上的男人不可缺鋅

攝護腺癌在二十世紀末期忽然大量地出現，以前的人很少有攝護腺腫大或攝護腺癌的毛病。過去二十年來，在美國幾乎每個超過六十歲的男性，患攝護腺癌的機會都相當大，因此在美國，只要超過四十歲，醫生就建議抽血檢查有沒有攝護腺癌的可能。而

得攝護腺癌的其中一個原因，是因為一般人的食物缺乏鋅。因此，很多醫師及營養學家建議超過四十歲的人，尤其是男性，一定要服用含有鋅的營養補充品。

飲食中加鋅，解決厭食症

厭食症是二十世紀末期一個非常嚴重的問題，通常發生在著名的影歌星及運動員身上。除了心理因素以外，科學家也發現，當人體內鋅的濃度太低時，產生厭食症的機會就大大地增加。很多醫生嘗試用各種心理方法及強迫灌食的方法，來治療這些病人，效果不是很顯著，其實只要在他們的飲食裡面加點鋅，往往就可解決這種毛病了。

補充鋅，使胸腺不致快速縮小

鋅的另一重要功能，是它對免疫系統的作用。免疫系統是身體用來對抗任何外來侵入的細菌病毒，或是對抗外來物質的第一線戰士。當我們年齡愈大，免疫作用愈來愈低時，就較容易得到各種感染，或退化性的疾病。科學家發現，七十歲的人得到流行性感冒的死亡率，比十歲得到流行性感冒的死亡率多了三十五倍。

身體的免疫系統為什麼會隨著年齡的增加而減

少呢？原因之一是，在我們的頸部有一個腺體叫「胸腺」（Thymus）。這個胸腺在小孩出生時非常大，甚至於比心臟還大，但隨著年齡的增長，尤其是到了青春期，它就很快地縮小；科學家們發現，一般人到四十歲時，X光就看不到胸腺了，到六十歲左右，胸腺就小到幾乎用肉眼看不到。

胸腺是身體免疫系統主司製造的地方，也是身體產生免疫細胞「T細胞」以及「B細胞」的主要地方。而胸腺隨著年齡增長而縮小，以致於身體的抵抗力減低，但是過去二十年來，科學家們發現，胸腺的體積減小及消失的速度，是可以減緩的，藉著補充身體足夠的鋅，人類的胸腺就不會因年齡的增加而快速縮小。

在義大利的國家老化研究中心的醫生們，在動物實驗中發現，只要每天以低劑量的鋅來補充，就可以恢復動物80％的胸腺功能，隨著胸腺功能的增加，這些動物的免疫細胞，如T細胞的濃度就大大地增加。科學家們發現，鋅可以使逐漸失去功能的胸腺恢復；也發現，現代人胸腺萎縮的速度，比七十年前的人快，原因是現代人所吃的食物缺乏鋅。在任何年齡，只要補充足夠的鋅，可以使身體的免疫力大大的恢復。另外，鋅也可刺激「干擾素」（Interferon），一種維持正常免疫功能所需的物質的產生。

缺鋅，使人體加速老化

在美國韋恩州立大學（Wayne State University）醫學院的教授阿南達·普拉薩德，以研究鋅而著名。他說：「人類忽視鋅對身體的重要，是造成人類加速老化的主要原因之一，至少有三分之一的美國成人，因為缺少鋅而容易得退化性疾病，這實在很可惜的事。」

在法國的一個研究中心發現，即使非常老的人，他們的免疫系統也可以因為補充鋅而提高。他們給一群七十～一百歲的人，每天服用約二十毫克的鋅。兩個月後，發現這些人的免疫球蛋白大約增加50％。同時他們也發現，服用鋅一點副作用都沒有，而且服用鋅以後，這些人身體的清蛋白（Albumin，一種產生免疫球蛋白的東西）都增加很多。科學家們長期以來已經知道，當身體的清蛋白增加時，大部分都比較長壽。

這位醫生說，只要每天花一角美元，就可以避免很多退化性疾病。

母親缺鋅，易生畸形兒

鋅對新生兒的身體缺陷或染色體的缺陷所造成的問題，也是現代人不能忽視的。醫學家們發現，過去五十年來，人類的新生兒有畸形的，包括：兔脣、無腦症、小頸、脊椎破裂、多指頭或腳內彎、腹部或胸

膈的疝氣、心臟、肺的毛病、水腦症等身體的缺陷，以及染色體的疾病如：蒙古症等，與身體裡的礦物質，尤其是鋅的缺乏有很大的關係。

科學家們在動物的實驗中發現，當精子與卵子放在缺少鋅的環境裡，產生身體缺陷的機會非常大。因此，科學家們建議準備要懷孕的父母，最好在他們決定懷孕之前，先補充足夠的鋅與礦物質，以避免生出畸型的孩子。科學家們發現，鋅對身體細胞裡面的染色體物質「核酸（Nueleic Acid）」的代謝與合成有很大的關係。因此，鋅的含量會決定染色體的合成與分裂是否正常，這也是造成新生兒畸形或蒙古症的主要原因。

食物已無法供應人體吸收足夠的鋅

也許你認為所吃的食物會供應你所需的鋅，其實科學家們已經發現，現代的人所吃的食物已經無法供應足夠的鋅。在美國超過五十歲的人有三分之一是缺乏鋅的，而且是嚴重地缺少。科學家也發現，超過90％的美國人沒有服用足夠的RDA的鋅。

什麼人容易缺鋅？

1. 幾乎所有超過五十歲的人都會缺少鋅，因為五十歲以後，身體吸收鋅的能力就降低。

2. 完全吃素的人，體內一定會缺少鋅，因為鋅大部分
   存在於肉類食品或海鮮食物裡。

3. 如果每天吃的食物不夠二千四百大卡，也一定會缺
   少鋅，因為據統計，至少每天要吃二千四百大卡的
   食物，才可能攝取到食物裡足夠的鋅。

4. 不常吃肉類食品的人，也會缺乏鋅。

5. 吃很多纖維食物的人，體內也會缺鋅，因為纖維會
   使鋅的吸收能力降低。

　　如果有上面的情形，是否來得及補充鋅呢？老話
一句：「永遠不會太遲的。」任何年齡，只要補充足
夠的鋅，相信一定可以延常足夠的壽命。

該服用多少鋅？

　　我們每天應吃多少鋅呢？科學家們發現，每天
服用十五～三十毫克的鋅，就可以提高免疫系統的功
能，或是使用免疫系統的功能恢復。科學家們不建議
每天服用超過三十毫克，因為太多的鋅有可能會影響
其他維生素、礦物質的吸收。如果服用超過三十，尤
其是雖然年齡愈來愈大，卻只要每天服用十五～三十
毫克的鋅，就可增強身體的免疫力。

🍴 鈣（Calcium）

人體智力、體力的潛能是需要靠大量的鈣質來促成的。

我的一位病人傑克森先生於五十歲時，突然經常腰痛，有時早上直不起腰，剛開始時以為是肌肉扭傷的疼痛，吃了止痛藥及用藥膏抹，均不見效，慢慢地大腿後面也開始麻了起來，痛得沒法開車及工作。輾轉到骨科醫師才知道，是腰椎長骨刺引起的，幾經物理治療及針灸治療，疼痛減輕了，但是無法根治，直到我建議他服用高單位的鈣後，才使骨刺消失，疼痛解除。

長壽健康，鈣不可少

如果你要長壽且健康，最好從小就攝取足夠的鈣。如果你經常腰痠背痛、皮膚瘀血、患有關節炎、長骨刺、腎結石，甚至月經來前情緒不穩等等，都有可能是缺少鈣。目前統計，據說有超過一百四十七種的疾病，是因鈣的缺乏或不平衡引起的。從碰撞及皮膚青腫、刮鬍子時易流血，一直到關節炎、骨質疏鬆、高血壓、肥胖等。而牙齦萎縮是早期的骨質疏鬆，也是因為缺鈣，使得牙齦骨疏鬆所致。

每年有無數沒有任何疾病的老年人，因為骨折，尤其是髖關節骨折而引起行動不便坐輪椅或是死亡。這種因為鈣缺乏引起的疾病，是非常容易避免的，只是很多人甚至醫師都忽略了。

人體所有細胞都缺鈣

　　鈣是人體內最多的礦物質，在男性有一千二百克、女性有一千克，佔體重的1～2％。人體內的鈣99％存在骨骼與牙齒，只有1％在血液及細胞內。鈣除了對骨骼很好外，也是肌肉收縮、血液凝固、神經傳導及一些荷爾蒙合成所必需的。其他如；內分泌系統、身體細胞成長、細胞產生能量等，都需要鈣來參與。因此，身體所有細胞幾乎都需要鈣。如果缺少鈣，保證當你進入中年以後，必定大小病不斷。根據研究，在世界各地的百歲人瑞，其體內的鈣的濃度都很高。

現代人鈣攝取不夠

　　據統計，四十年前人類從食物中獲取的鈣大約一天二千～三千毫克，大都是從野生的植物中攝取的。到一九九〇年代，美國衛生部的實驗顯示，現代人從食物中攝取到的鈣，只是以前人的四分之一～六分之一而已，大約一天五百毫克，年紀愈大，攝取的

量愈少。因為年紀愈大，腸胃吸收鈣的能力愈差。吃高鹽、高蛋白質或高脂肪的食物，會造成鈣的流失，因這些東西的代謝與排泄都需要鈣。實驗顯示吃這些食物的人，尿液裡的鈣，會由每天九十六毫克增加到一百四十八毫克的排泄流失。在美國一九九三年的國家健康與營養調查中發現，大部分的美國人只攝取到能夠維持身體健康的鈣量的一半，少於一半的美國小孩攝取到每天建議量的鈣。在世界各地的研究機構所做的研究都顯示，幾乎先進國家的人最可能缺少的礦物質就是鈣。

二十五歲以前有大量補鈣的必要

美國休士頓兒童營養研究中心發表的報告說，女孩子在青春期前後大約十歲左右需要最多的鈣。他們呼籲，父母們最好在孩子五～六歲，就開始增加鈣的攝取。根據英國的實驗顯示，那些在中老年時仍有強壯骨頭的人，他們在青春期以前就食用含高鈣的食物。因此我建議無論男女，在青春期前或至少在二十五歲前，絕對必要攝取大量的鈣。

缺鈣導致的常見疾病

1. 高血壓：有很多人的高血壓是因缺鈣引起的。通常

90％的高血壓是不明原因的，很多醫生們不知道是因為缺鈣所引起的，在我的病人中很多患有高血壓的，我建議他們補充鈣後，很多得以痊癒。

在美國很多大學研究機構發現，服用多量的鈣，不僅可以避免高血壓的發生，且能使高血壓的病人降低血壓，同時改善高血壓所引起的後遺症，如：中風、心臟肥大、瘀血性心臟衰竭等。美國韋恩州立大學的實驗顯示，每天一千毫克的鈣，可以使心肌肥大減少。

美國奧勒崗大學（University of Oregon）的一些醫生們做實驗，給高血壓病人每天四百～二千毫克的鈣，約六～八星期後，發現75％的病人血壓顯著的降低。另外，波士頓的醫學院也做實驗，他們對於一群人追蹤十八年後發現，一天服用超過一千毫克鈣的人（無論是由食物或營養補充品獲取），得高血壓的機會要少20％。美國的衛生機構發現，服用鈣劑補充品，50％高血壓患者血壓可以恢復正常。

2. **關節炎**：這個困擾中年以上人的疾病，造成很多人年老時行動不便，每天靠吃消炎、止痛藥過日子，殊不知鈣的缺乏是主要原因。補充足夠的鈣，是治療關節炎所必需的。

3. **睡眠不足**：很多人因睡不著而找精神科醫生。其實睡眠與鈣很有關係，睡前喝牛奶會幫助睡眠，就是

因牛奶中所含的鈣，使血液的鈣濃度增高，而有好的睡眠品質。

4. **腎結石**：很多人以為腎結石是因血液中鈣含量太多而引起的，有些醫生會告訴病人不要吃含鈣較多的食物，其實這是非常錯誤的觀念。腎結石是因身體血液裡血液所需的鈣，當骨頭釋出鈣時，在腎臟容易引起腎結石。因此，腎結石的病人是因缺鈣而引起，反而應吃多含鈣的食物，或補充鈣劑。

5. **骨刺**：有人在腳跟下面長小骨刺，走路時很痛；或是在腰椎上長骨刺，造成頸部腰部頭痛，這是早期的骨質疏鬆引起的，服用鈣質可以很容易解除你的骨刺。

6. **經前症候群**：很多女孩子在月經前，因情緒與身體的變化，引起不適，很可能都是由於缺鈣所致。女孩子在經期前一星期補充鈣的話，那些不適的症狀大部分都會消失。一九九二年，美國加州大學聖地牙哥分校做過一個實驗。他們給一群經前情緒不穩定的婦女，服用高於每天建議鈣攝取量二倍的鈣，二個月後，發現90％以上的婦女症狀因而減輕。

7. **顏面神經控制麻痺**：醫生們常說這是不明原因，或因皰疹病毒引起的。其實很多時候，這是顏面神經在做缺鈣的警訊。

8. **癌症**：鈣的另外一個醫療效果，就是可以抑制癌

症，美國明尼蘇達州立大學的一群醫生們發現，每天吃二千毫克的鈣，可避免那些有高度大腸癌傾向的人發生大腸癌。鈣使大腸內的良性細胞不至於分化成惡性的細胞。實驗顯示，得大腸癌的人，其食物含鈣量比一般人少三分之一。想避免得大腸癌，最好每天服用一千～二千毫克的鈣。

9. **膽固醇過高**：也許你會感到驚訝—— 鈣是降低膽固醇很好的天然食品。美國德州大學醫生們的研究顯示，當一群有中度高膽固醇的男人，他們的飲食由低鈣（每天四百毫克）轉便到高鈣（每天二千毫克）的攝取量時，膽固醇都顯著地降低。他們的LDL，也就是不好的膽固醇降低了10～15％，鈣靠著阻止腸胃壁對於飽和脂肪的吸收，而達到降低膽固醇的作用。食用含高量鈣的食物的人，他們排泄於大便的脂肪比低鈣飲食的多了二倍。當然你也不可能只靠吃高鈣飲食來降低膽固醇。

怎樣服用鈣的補充品？

我們最好能由食物中攝取部分的鈣，如：花椰菜、豆腐、魚骨、動物的關節等，都含有很多的鈣，喝牛奶是攝取鈣最方便的方法，一杯二百四十cc的低脂牛奶就含三百毫克的鈣，一杯二百四十cc不含脂肪

的優酪（Yogurt）含有四百五十毫克的鈣。東方人飲食中的豆類食品，如：豆腐、黃豆、綠豆等，都含有高濃度的鈣。

在市面上有很多種不同的鈣片，購買時要注意所標示的鈣的成分。不要服用金屬性的鈣，如：由動物的殼（貝殼）做成的鈣，因為這些鈣是金屬性的鈣，只有10％能被腸胃吸收，且含有大量的鉛對身體不好。

服用螯合環化的鈣有40％會被吸收。螯合環化的鈣是在鈣的外面加上胺基酸，而使鈣的吸收率增加到40％，如「Calcium Aspartate」、「Calcium Picolinate」等，這種鈣片是較好的。當然膠質的鈣（Colloidal Calcium），98％可被人體吸收，是最適合服用的鈣，可惜一般人不知道。膠質的鈣很難單獨買到，都是與其他的礦物質存在膠質礦物水裡。

服用鈣應該注意什麼？

關於鈣有幾點要注意的是：

1. 一個對於鈣的吸收非常重要的物質是維生素D，缺少維生素D會造成鈣缺少，因為鈣由腸胃吸收須藉維生素D的幫助。

2. 鈣需與磷合作，才能造成健康的骨骼與牙齒。

3. 鈣是身體裡最多的礦物質，它能幫助身體吸收碘，也

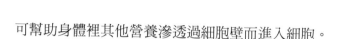

可幫助身體裡其他營養滲透過細胞壁而進入細胞。

4. 吃高脂肪及高蛋白的食物，也會影響鈣在腸胃的吸收，這是因為脂肪與蛋白質很容易與鈣結合，從而在糞便中排出的緣故。

5. 鈣主要在酸性環境的十二指腸被吸收，在小腸內因為鹼性的環境不易吸收。

6. 在吃飯的同時服用鈣的話，其吸收可增加10～30%。

7. 服用鈣片時，最好是服用三個月的鈣後，停用一星期，好讓骨頭裡舊的鈣能代謝出來，而讓新的鈣補充進去。

8. 心臟血管的構造，也需要鈣與鎂來維持的。

9. 鈣的吸收受到一些存在於甜食裡的成分，如：草酸（Oxalic Acid）所影響。

Chapter **5**

如何運動才健康

適當的運動

適當的運動似乎是大家公認保持健康、長壽的方法之一。科學家也證實，適當的運動確實可以增加身體的抵抗力，促進血液循環，但是隨著運動的流行，適當的運動似乎不是一般人所真正了解的。

在我行醫的過程中，有幾個令我難忘的病人，其中之一是理查先生，他是一位運動健將，每年定期抽血檢查，都顯示出他的肝功能、腎功能、膽固醇、血糖、尿酸等都很正常，其他的儀器測試也找不出任何疾病。

他的生活非常有規律，絕不晚睡，每天做規律的運動，經常每星期跑五、六十公里的路，一天打幾小的網球也不覺得累，飲食方面也很注意，吃低脂高纖的食物，血壓正常，一直以擁有規律的生活與健康的身體為榮。

但是去年開始，年齡才四十幾歲，他開始覺得頭暈、醒後頭痛，早上有噁心的感覺等現象，於是接受進一步的醫學檢查，包括腦部的斷層攝影，結果發現他換了腦瘤，而且是惡性的，他非常沮喪，更不能接受這個事實。

後來，他接受了開刀及化學治療，經過三次手術

後，但身體還是一邊癱瘓了、不能運動，後來不幸去世。他的家人及朋友非常傷心與不解，為什麼這樣健康，有著規律生活的人會這樣的走了？

另一位小學老師，每天早上五點起來慢跑，然後洗個澡、喝杯果汁、吃片麵包才上班，週末也常打球。一天早上慢跑回來時，突然覺得胸悶，呼吸有點困難，她的先生馬上送她去急診室，一檢查發現心臟冠狀動脈堵塞了三條，經心臟血管繞道手術後，才能恢復教書的工作。她自己及同事都訝異她會有心臟血管的問題。

其實這類的例子，並不少見。根據研究顯示，很多奧林匹克運動選手，或在體壇出名的運動健將，他們得到癌症的機會似乎也不小，而心臟病、高血壓、關節炎的機率也比一般人高。照理說，這些身體狀況、體能非常好的人，我們都期待他們能活得更久、更健康、沒有什麼毛病，但事實卻與我們所想的有一大差距。

一九八七年洛杉磯馬拉松比賽之後，有一個研究機構的醫生做了一個統計，發現在馬拉松舉行前的兩個月期間，有40％的運動選手至少患了一次感冒或流行性感冒。二千三百位選手中，在賽後第一個禮拜，

有15％的人患了感冒。醫生們發現，很顯然地，這些密集訓練，尤其在比賽前二個月，以及比賽後，除了因為消耗過多的體力外，似乎還有其他的原因使得這些選手容易得感冒。

運動不是唯一健康長壽的方法

在過去的五十年裡，有非常多運動的方式被用來幫助人們健康、長壽。最著名的長跑健將吉姆·菲克斯（Jim Fixx）和喬治·斯漢（George Sheehan），他們相信運動是健康和長壽的泉源。他們每天跑步十六公里。

吉姆·菲克斯銷售很出名的慢跑鞋，也寫了一本書《Jog your way to health》（中文翻做《慢跑來達到健康》），但他在五十二歲時，死於多發性的心臟肌肉病變──一種由於缺乏礦物質硒，以及因運動產生過多的氧化自由基等所引起的疾病。他從來不贊成服用維生素或礦物質等健康食品，只是狂熱地認為，運動是唯一達到健康長壽的方法，但是他卻英年早逝。

喬治·斯漢是一位醫生，他是美國著名的慢跑雜誌《Runners World Magazine》（慢跑世界雜誌）的醫學顧問，他本身也是慢跑者。他說：運動是唯一達到

健康與長壽的方法。他認為，飲食或健康食品與長壽沒什麼關係；但是他在七十六歲時，死於攝護腺癌，比當時美國人的平均壽命七十八點六歲還少了兩歲。

當然我們不能否定運動對健康的益處，但是如何在運動時，避免因運動而引起身體的不良反應，卻是大家所缺乏了解的。在美國東部Dr. Cooper的健身中心研究發現，一些每天跑八～十公里的路的人，這些人有強壯的肌肉，體格非常標準，全身只有很少量的脂肪。但是這些外表看起來非常好的運動員，到了中年以後，常會受到疾病的侵擾，如：流行性感冒、關節痛、全身痠痛及高血壓等毛病。這些人似乎不該有這些毛病，是什麼原因使他們在那麼好的運動生活中，仍然會產生這些疾病呢？

運動與自由基

科學家們發現，做劇烈運動的人之所以會產生疾病的原因，是因為劇烈運動會在體內產生太多的氧化自由基，當一個人運動時，身體會吸入更多的氧氣，在體內產生氧化自由基。適當的氧化自由基會被體內的抗氧化劑，如：超氧化物歧化酶（superoxide dismutase，簡稱 SOD）、GSH及其他的觸媒所抵消

掉。但是當你運動到一個程度，身體會有太多的氧化自由基，因為在劇烈運動時，身體所需的氧氣是平時的十～二十倍。而這些氧氣並非平均的分佈到各個器官。劇烈運動時，身體的血流會避開在運動過程中不大使用的器官，如：肝、腎、胃、腸等，而大部分運送到運動的肌肉，和心臟裡面，因此這些氧氣就大部分跑到心臟和肌肉中，而使這些肌肉組織的氧氣濃度達到正常的一百～二百倍，在此同時，大量的氧化自由基也充滿在心臟及肌肉中。

而當大部分血流跑到心臟和肌肉時，身體其他器官就會因為血液的供應反而比平常少，而產生缺氧的現象。運動完以後，血液再重新流到這些缺氧的器官組織時，這種再度灌流的過程，也會造成過多自由基的釋出。

什麼是自由基（Free Radical）？

自由基是人體內不穩定的分子，一般正常的分子所含的電子都是成對的；但自由基的電子軌道上有一個或一個以上的不成對電子。這些分子必須到處尋找可配對的電子，才可穩定下來，它必須從其他的分子奪取電子，或是把電子給其他分子。它們非常不穩

定地在體內亂跑衝撞，任何接觸這些不穩定分子的細胞，都會受到某種程度的破壞。化學研究顯示，自由基與細胞接觸時都會迸出火花，而造成細胞某種程度的變化，使細胞漸漸變形而失去功能，當失去功能的細胞愈來愈多時，疾病就產生了。

那麼自由基是如何產生的呢？也許你會驚訝，科學家們發現，大部分是維持生命的氧氣造成的，聽起來有點奇怪，氧氣既是生存所需的，為什麼又是造成自由基的罪魁呢？氧氣經過肺的吸收，經血液到身體個細胞，進行很重要的代謝叫作「氧化作用」，這是身體一種很自然的生理現象，每人身體每天都有三十億次的氧化作用。但在某些情況下，氧氣與細胞的氧化作用，會有不正常的情形發生，致使氧少了一個或一個以上的電子，這種少了電子的氧就被稱為「自由基」（Free Radical）。

例如身體裡的脂肪，與氧接觸產生氧化作用時，如果產生了自由基，這些帶有自由基的脂肪與其他的脂肪接觸時，也會使其他脂肪成為帶有自由基的脂肪，如此一連串的連鎖反應作用，本身在身體裡好的脂肪，就變成會破壞細胞的不好的脂肪。本來正常的脂肪氧化作用是身體能量的來源，但是當氧化過程產

生自由基而使脂肪帶有自由基時，脂肪就不能產生能量，反而會沉積在血管壁，進而引起血管的疾病。

由此可知，氧氣是維持生命不可少的物質，但氧氣在氧化過程中產生變性時，這些變性的氧氣也可能奪走我們的生命。除了體內氧化作用產生的自由基外，我們也經常由汙染的空氣中，包括：煙、灰塵等，吸入大量的自由基；因此，可以說我們隨時隨地都處於產生自由基的環境中。

運動與抗氧化劑

如何減少體內的自由基，尤其是運動後所產生的大量氧化自由基呢？除了運動要適當外，讓體內有足夠抵抗自由基的抗氧化物質，來中和多餘的自由基，也是很重要的。而一個人體內抗氧化物質的多少，與所吃的食物也有很大的關係。

在過去的四十年中，科學家已發現有一群營養素叫「抗氧化劑」（Antioxidant），可中和自由基，這群營養素主要包括維生素A、β-胡蘿蔔素、維生素C和維生素E、硒，以及一些植物、蔬菜、水果裡面所含的「生物類黃酮」（Bioflavonoid）。

最近科學家又發現一種天然的抗氧化劑叫「花青

素原」（Proanthocyanidins）。這是植物裡的一種成分，也是非常好的抗氧化劑；這種物質是從葡萄子或皮，以及松葉中提煉出來的抗氧化劑，它不僅能抵抗氧化自由基，還能保護維生素C、維生素E等不受氧化自由基的攻擊。

一般的蔬菜、水果都含有很多維生素C及β-胡蘿蔔素，但要獲得足夠的維生素E，則需吃一些堅果和穀類，如：杏仁、花生、麥芽等。很多人可能認為，日常所吃的食物能提供身體所需的所有抗氧化劑，這是錯誤的觀念。你每天可能要吃八碗的新鮮水果和蔬菜，才可以得到足夠的維生素C及β-胡蘿蔔素，但是要有足夠的維生素E，也許需要吃四碗花生，或二大杯的杏仁，因此補充含這些抗氧化劑的健康食品，是有必要的。

美國哈佛大學一位世界著名的醫師叫肯尼斯·H·庫珀（Kenneth H. Cooper），他是美國最早發起有氧運動的人，也是美國預防醫學的發言人和國際健康書籍的作者。他在一九九四年出版一本書叫做《Dr. Kenneth H. Coopers Antioxidant Revolution（肯尼斯·H·庫珀醫生的抗氧化革命）》。他在書中發表了自己的研究報告，他發現：激烈運動的人如果沒有補充足

夠的抗氧化劑，如：維生素A、維生素C、維生素E等，那麼這些人會因運動時產生過多的氧化自由基，而對身體細胞造成破壞，最終使這些人比不運動的人更容易產生退化性疾病，包括：癌症、高血壓、心臟病、中風等。他也指出，人類健康長壽的最重要因素，是攝取足夠的營養素。

運動與飲食

運動時，身體會產生「生長荷爾蒙」使細胞強壯，而生長荷爾蒙的作用會受到胰島素及壞的類荷爾蒙的壓制。因此，任何會在運動時或運動後，使體內產生胰島素或壞的類荷爾蒙分泌的飲食，都會使運動的生長荷爾蒙效應大打折扣；而含糖飲料及食物，尤其是高GI食物，是最容易使體內產生胰島素及壞的類荷爾蒙的。因此，果汁、可樂、汽水、麵包、蛋糕等，是運動時與運動後應避免的。還有運動時，心臟、肌肉、關節等器官的血液循環會快速增加，此時如果體內的胰島素及壞的類荷爾蒙太多，也會隨著血流進入這些器官，而造成心臟病、關節炎等疾病。這就是為什麼一些常運動的人，竟然會意外地得到心臟病或關節炎等疾病的原因。因為他們忘了，在運動後

應避免食用甜食及果汁等食物。不知你是否也注意到，現在的職業球賽，如：籃球、棒球等選手比賽時，都是喝水的，他們不敢再喝可樂或汽水了，因為他們不想幾年後心臟病或關節炎出現了！

「目標心跳率」計算法

那麼，應該做多少運動才是有益健康的呢？我們不希望過度的運動，使身體產生太多的自由基而破壞健康。我們也知道，不愛運動或經常坐著的人，他們罹患癌症或心臟病的比率，是有適當運動的人的兩倍，這是根據「美國疾病管制與預防中心」（Centers for Disease Control and Prevention）所做的研究報告顯示出來的。那麼，怎麼樣的運動才最符合健康，而且不會因為運動太劇烈，而產生過多的自由基，來破壞身體呢？

美國運動醫學會經過多年的研究，訂出一個「目標心跳率」（Target Heart Rate），意思是說，運動要達到這個心跳的速度是最好的，若超過或不及都不好。如何計算目標心跳率呢？它是先以二百二十減去你的年齡，這是預計最高心跳速度，也就是每人能承受的最高心跳速度。比如你的年齡是四十歲，你

的最高心跳速度就是一百八十，如果你因運動使得心跳速度超過一百八十，將會有生命危險。然後再用一百八十乘以60％～70％，得出的數目就是所謂的「目標心跳率」，也就是一○八～一二六下。這是最適當、對身體最有利的心跳速度，身體也不會產生過多的自由基。

每週三或四次維持這心跳速度，持續三十分鐘的運動，對身體是非常有幫助的。如果你運動的心跳速度超過目標心跳率的話，因運動過度而生成自由基對身體的破壞，將是很難避免的。另外一個讓你知道是否產生過多自由基的方法，是在你運動後是否覺得很累、很疲倦、全身痠痛，那就是告訴你，當天的運動已經超過你所能負荷的自由基程度。

競走式的走路是最好的運動方式

哪一種運動方式最好呢？科學家們發現，最好的運動就是走路，尤其是競走，也就是走得很快，但不至於跑步，這種方式最不會刺激身體產生自由基，同時可以達到運動的目標，還可以訓練耐力，又可以避免肌肉、骨骼受傷。

根據Dr. Duncan（一位很出名的運動生理學家）在

一九九一年八月號的美國醫學雜誌上發表的調查，他發現，最好的走路速度是每四十分鐘走約一點六公里的距離。任何超過這種速度的走路，將會造成運動傷害或過多的自由基。

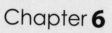

Chapter **6**

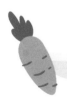

喝出健康——
健康飲料篇

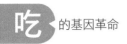

健康長壽酒與茶

很多人都知道，有兩種天然飲料是可以喝出健康來的，一種是茶，另一種是紅酒。這二種飲料，使得飲用它們的民族不知不覺地得到健康與長壽。

而在最近三十年，所謂花草茶（Herbal Tea），在歐美的市場上大受歡迎，銷售量也以每年好幾倍的速度成長。在美國一九九六年內，這些由不同植物的葉、根等，做成的花草茶銷售額達四十億美元，主要原因是科學家們已證實，很多的植物含有維持健康與治療疾病的成分。

紅酒裡含有促進健康的營養素

一九九○年初，科學家們對於法國人的長壽與他們心臟血管疾病病患很少的原因感到興趣。他們發現，法國人不太喜歡運動，而且吃很多油膩的食物，照理說應該不會長壽，而且退化性疾病，如：高血壓、中風、心臟病、癌症等，應該會很多患者才對，但是實際上法國的患者卻很少。經過研究發現，原因法國人把紅酒當做成日常飲料，就像中國人把茶當做日常飲料一樣，紅酒裡所含的植化素是使他們健康的原因。

科學家們發現，紅酒能幫助人們減少得心臟病及

退化性疾病的原因，是因為紅酒裡面的一種植化素叫「多酚」（polyphenol），可以增加血液中好膽固醇（HDL）的濃度。HDL對心臟血管的健康是非常好的。另外，在紅酒裡面的「兒茶素」（Catechins），這也是存在茶中的一種成分，可以使壞膽固醇（LDL）不易被自由基所附著，而產生帶自由基的LDL，因此不會去破壞動脈的管壁，而造成血液的凝固或血管的破裂。

另外，它也可以抑制血小板在血管裡的凝固，而避免造成血管阻塞。在葡萄裡面，另含有一種可以防止癌症的植化素，叫「白藜蘆醇」（Resveratrol），現在已經在七十二種植物，包括紅酒與白酒裡發現，而其中以紅葡萄籽所含的成分最好、含量最高。一九九七年一月十日，在美國極為知名的一本雜誌《科學》（Science），發表了一篇有關於葡萄裡白藜蘆醇對於預防癌症的效果。報導中說，白藜蘆醇的食物，可以降低皮膚得到腫瘤的機會，而且，對於白血病的患者，只要每個禮拜服用兩次，就可以抑制白血病、血癌細胞的擴散。

他們同時發現，紅酒裡的一種成分統稱為「原花青素」（Oligo Proanthocyanidins），是很好的抗氧化劑，可以中和身體裡過多的自由基。它的抗自由基效果是維生素E的二十倍，維生素C的四十倍，而這種超

級抗氧化劑存在於葡萄籽裡面，而不存於葡萄皮或果肉當中。法國人在製造紅酒時，是整個葡萄壓榨釀造的，所以葡萄籽裡面的這種超級抗氧化劑，仍能存在於紅酒當中。一些科學家們就建議每天吃幾顆紅葡萄籽，可以很容易地避免癌症的發生。

喝紅酒好處多

大家都知道，喝酒過量會很嚴重地破壞身體的健康，但是，也有非常多的科學研究顯示，喝少量的酒對身體有益，甚至可以當作預防疾病的飲料。在一項對於四十五～六十四歲的十八萬餘位男性的實驗裡，發現每個週少喝於十四小杯酒的人，與都不喝酒的人相比，他們對於任何原因引起的死亡率少了19％，其中包括心臟病。甚至是抽菸的人，如喝少量的酒，對於他們的身體任何原因所引起的死亡率也會降低。

另外一項實驗，是對七千二百位女性與六千位男性，年齡在三十～七十歲所做的實驗。他們發現，每天喝三小杯酒的人，他們死於心臟血管及腦部血管疾病的機會，比一般人少50％。由此可知，每天喝少量的酒確實有助於身體的健康。美國威斯康辛大學的研究發現，當一個人喝了二又二分之一小杯的法國紅酒，四十五分鐘後測驗他們的血液，血小板的黏度降

低了40％，意思是血小板不容易在身體裡面產生血塊，而造成心臟病或中風。

加州大學聖地牙哥分校在一九九六年所做的實驗，他們讓老鼠喝紅酒，發現可以使其體內腫瘤的繁殖速度大大地降低，並可抑制癌細胞的擴散。科學家們又發現，當服用一杯一百七十公克的紅酒時，他們血液中的植化素，包括：兒茶素、多酚與白藜蘆醇，在三小時內就會升高到最高的濃度，八小時後才慢慢降低，整個消失要在二十四小時後，也就是說，紅酒裡面的這些植化素，在身體內可以存留二十四小時，這是為什麼紅酒對身體有那麼多好處的原因之一。

由以上的報導可以知道，為什麼紅酒是一九九六、一九九七年最暢銷的酒，不僅是其味道好，更因為它對身體很有益處。而且一九九六年，紅酒在世界各地，尤其是美國及歐洲的銷售量成長了五～十倍。

茶

第二種可以防止老化及增進長壽的飲料，是中國人非常熟悉，也非常喜好的「茶」。

茶在中國已有五千年的歷史，長久以來，除了中國以外，世界各地的人也漸漸把茶做成日常的飲料，

而且從飲茶當中，得到養生與長壽的祕訣。

茶樹的學名是「Camellia sinensis」，是一種終年常綠的植物，它的葉子含有很多的植化素，這些植化素含有很多的抗氧化劑，這些抗氧劑經過熱水的沖泡以後，會分解到水裡面，服用這些含有很多抗氧化劑的茶水，保證可以使你延緩老化的速度、延長壽命、避免產生退化性疾病，如：心臟病、關節炎、癌症等。這裡所談的茶，是正統的中國人的茶，像綠茶、紅茶、烏龍茶，而不是現在市面上流行的花草茶，花草茶不是由「茶樹葉」做成的茶，所以不把它當作是真正的茶。

一九八○年代末期，美國的科學家發表了一篇震驚醫學界的報導，他們發現，綠茶裡面有很多的植化素，可以預防癌症，這是發表在美國非常出名的醫學雜誌上，也是第一次茶葉經過科學家們的實驗，對預防癌症及退化性疾病有很大功效的報導。就在一九九七年八月，美國俄亥俄州的一所醫學中心也發表了他們對於綠茶的研究報告，他們發現綠茶裡的一種植化素「epigallocatechin gallate，簡稱EGCG」，有抵抗細菌病素的作用，所以常喝綠茶的人不易得傳染性疾病。

養成每天喝茶的習慣

茶雖然在中國飲食史上已經相當長久，但是在世界各地每天消耗的咖啡、可樂、汽水的量，還是遠超過茶的消耗量。現在的人尤其是新新人類，喜歡喝可樂、汽水或咖啡等刺激性飲料，如果你希望喝的飲料能有助健康與長壽，我建議你每天養成喝茶的習慣。

茶含有很多抗氧化物質

在挪威有一項大規模實驗，他們發現兩萬名被實驗的人中，每天至少喝一杯茶的人，對於各種疾病引起的死亡率，比不喝茶的人少很多。同樣地，在河南的一項政府大規模的實驗中，發現一天喝兩杯紅茶的人，比不喝茶的人死於任何疾病的機會少很多。他們發現，這是因為茶葉裡有一種叫「類黃酮」（Flavonoids）的抗氧化劑所致。這種植化素與存在於很多蔬菜水果裡的植化素很類似，而類黃酮有很好的抗氧化作用。除了類黃酮以外，茶葉裡還含有很多其他的抗氧化劑，如「茶多酚」，還有「兒茶素」（紅酒亦含有此抗氧化劑）及「槲皮素」（Quercetin），也是很強的抗氧化劑。

在義大利的科學家發現，長期飲用茶，身體內破壞性的自由基，會比正常人少50％。他們讓很多人在

兩分鐘內喝一杯很濃的茶，發現在三十分鐘之內，這些人血液中的抗氧化活力，馬上增高41～48％。但是他們發現在八十分鐘之後，那些抗氧化劑的活力就恢復正常了。也就是說，喝茶以後，身體裡的抗氧化活力只能維持約八十分鐘，比起紅酒能維持一天少了很多。

茶可活化肝臟酵素

茶的另一個很有力的作用，是能讓肝臟裡所有的酵素活化，這些酵素是身體解毒所必需的。因此，藉著活化肝臟的解毒酵素，而使身體裡有毒的物質，或外來的破壞細胞、引起過敏的物質，被這些活化的酵素破壞與溶解。

茶與心臟病

茶葉能避免老化的另一個原因，是它能防止心臟血管的病變。茶葉裡的抗氧化劑及其他植化素，可以減低身體裡壞的膽固醇，而避免LDL在動脈及其他血管內造成動脈硬化或動脈阻塞。

在北歐的挪威曾對九千位六十五～八十五歲的男人做過長達五年的實驗，發現每天喝兩杯以上紅茶的人，得到心臟病的比從不喝茶的人低了一半，而且他

們的膽固醇也比不喝茶的人平均少了9％。此外，他們將這些人死後做身體解剖，發現喝茶的人的動脈比較有彈性，比較沒有受到傷害，而且顯得較健康。

茶可以中和因吃肉而致癌的成分

在日本也做實驗，發現每天至少喝五杯綠茶的人，得中風的機會只有不喝茶的人的一半。科學家也發現，不發酵的茶，也就是綠茶的抗氧化作用，以及避免心臟病變的效果最好。而紅茶，也就是全發酵的茶效果較差。至於中國的烏龍茶、清茶、鐵觀音等，是介於綠茶與紅茶之間的茶。

此外，喝茶對於避免癌症的作用，科學家們已證實，不管對動物或人類，喝綠茶或紅茶的，得癌症的機會都比較少。中國的上海國家癌症學院發現，每天至少喝一杯綠茶的人，得食道癌的機會比不喝茶的人少20％。如果是不抽菸、不喝酒的人，則得癌症的機會少60％。

美國南加大醫學院做過一項實驗，發現每天常喝茶的人，得胰臟癌的機會，比那些一天喝少於一杯茶的人，少63％。科學家們發現，在吃正餐同時也喝茶時，茶葉裡的植化素可以中和烤肉或燻肉所產生的致癌物「亞硝酸胺」（Nitrosamine），使其不致破壞身

體細胞而致癌。此外，肉內還有一種致癌物叫「多環胺類」（Heterocyclic Amines，簡稱HCA），也能被茶裡的植化素所中和。由此可知，吃肉的同時喝茶，可以減少因吃肉而引起癌症及退化性疾病的機會。同時他們也發現，在日本及中國某些常喝茶的地區的人，罹癌的機會遠低於不喝茶地區的人的原因，就是那些人在吃正餐時，同時喝茶，在不知不覺中，食物內會致癌的成分，就被茶中和了。

科學家們的實驗也顯示，茶裡面的植化素可以阻止癌症細胞的分化與擴散；他們發現，茶裡的植化素能減少血癌或肝癌細胞複製染色體DNA的機會，阻止癌細胞的增生，而避免癌細胞的擴散或長大。另外，茶裡面的植化素有很好的殺菌作用，對口腔疾病，尤其是牙周病及蛀牙是非常有效的。實驗顯示，常喝茶的人，得到牙周病及蛀牙的機會，遠少於那些不喝茶的人。原因是茶葉裡的某種植化素，可以抑制細菌的生長，尤其對造成牙周病及蛀牙的鏈球菌特具效果。

綠茶的效果領先其他茶葉

至於該喝哪種茶呢？根據世界各地的研究，所發表的大部分是對綠茶的研究，尤其是在亞洲及美國，因為綠茶含有很多的抗氧化劑及植化素，所已被公認

為是可防止身體老化及避免疾病的一種茶類。

科學家們發現，一杯綠茶裡含有三千八百毫克的「兒茶素」（茶葉主要的抗氧化劑），而一杯紅茶卻只含約二百毫克的兒茶素。這是加州大學戴維斯學院所做的實驗。

至於袋茶或一般的即溶茶，是否含有同樣的植化素及抗氧化劑？科學家們發現，一般袋茶和即溶茶所含的成分，比一般的茶葉少很多。

茶葉和紅酒比起來，含有較多的抗氧化劑及植化素，一杯的紅酒只含三百毫克的植化素，而一杯綠茶則約含三百八十毫克左右。

花草茶（Herbal Tea）

早在二十世紀初期西藥盛行之前，人們即藉著大自然的植物（包括可食的與不食的）來維持健康及治療疾病，這些具有保健及治病效果的植物，就是現在所說的藥草。事實上，現在開發中國家醫師所開的藥，有四分之一是從植物提煉出來的。世界衛生組織估計，世界上有三分之二的人口，他們主要的藥物來源是這些有治療效果的「花草茶」。

在過去的二十年，美國有所謂的「另類療法」（Atlerenative Medicine）的產生，愈來愈多的醫師

使用這種不同於正統的醫療方式，治癒了很多傳統醫學束手無策的疾病，而其中頗受西方人所喜愛與相信的，就是服用植物的萃取成分，或是植物切成碎片做成茶袋泡水喝，也就是所謂的「花草茶」。花草茶在過去的二十年內，快速地受到消費者的喜愛。據美國的經濟雜誌報導，從一九九〇～一九九五年，花草茶的銷售量增加了四倍，達到了每年十五億的營業額。一般人認識草藥都是從喝花草茶引起的。花草茶的製造商製造很多不同種類及混合的花草茶。

中國人首開以草藥治病的先河

　　從一九九七年開始，當你進入健康食品店，或是超級市場時，很容易在架子上看到一整排的花草茶。各種不同功能的花草茶在市面上可以買得到，小自治療頭痛、喉嚨痛、幫助消化、恢復體力、幫助睡眠，大至治關節炎、糖尿病、高血壓的草本茶，甚至於減肥的花茶，都被做成一包包的袋茶，可沖泡服用。這些所謂的花草茶或草本茶，與中國人所說的袋茶不同。嚴格說來，這不是中國人所說的茶，只能說是草藥的飲料。

　　中國人及西方的印地安人在很早以前，就使用藥草茶來治療疾病了。像中國人的中藥以前都是水

煮，然後服用，這是最早的藥草茶。現在歐美比較
流行的藥草和東方的藥草是不大一樣的，因為西方
土地所中的與東方土地所種的植物不同，加上東方人
所知道的植物種類較多，而且有臨床經驗。因此，中
國人對藥草的認識及臨床經驗是世界上最豐富的。現
在歐美比較流行的花草茶，包括預防感冒的「紫錐
花」（Echanacia）、幫助腦部血液循環的「銀杏」
（Gingko），以及可以保護肝臟的「乳薊」（Milk
Thistle）等不同的花草茶。而中國的人蔘在近幾年也
在美國非常流行。

花草茶對人體健康的助益已受肯定

在美國的Helath & Education Academy，在
一九九六年通過讓製造花草茶的廠商，可以在他們的
花草茶上面標明，宣稱花草茶對身體的構造及功能的
作用，這是過去所不允許的，由此可見花草茶對人體
健康的幫助，在這幾年來漸漸受到肯定及重視。

藥草為什麼可以幫助健康及治療疾病呢？中國
人幾千年來憑著經驗及嘗試，清楚地知道植物的某個
部分可以治療疾病、增強抵抗力、恢復元氣等等，但
是卻沒有科學的證據顯示，到底是哪種成分導致的效
果。直到過去的四十年裡，西方的科學家在實驗室裡

分析各種不同植物所含的成分，才清楚地知道植物裡所含某些成分的真正有效作用。

另外一個要注意的是，藥草是從土壤裡吸收大地的元素，在植物裡經過作用而產生其有效成分的，因此藥草生長的土壤是否肥沃，也就是說，土壤是否含有足夠的營養素等，都與藥草的效果有很大的關係。重複使用的土壤種植出來的藥草，可想而知，它的營養成分一定不佳，因為每次土壤的再被種植，土壤內的營養元素都會缺少一次，這就是為什麼人們喜歡野生的藥草，例如：如果是在野地生長的人蔘，它的營養成分和價錢必定較高。

花草茶不僅解渴，還可以強身療疾

總之，一種植物或不同植物的混合，做成袋茶當作飲料來喝，是現代人的趨勢。在此不一一介紹各種花草茶，只想與大家分享，在現代世界所謂速食飲料，包括：可樂、汽水、咖啡等，這些對身體健康沒有好處的飲料盛行，人們對花草茶的重視及喜好，是可以扭轉人們對飲料的觀念的。

相信在未來的半世紀，世界上受歡迎的飲料，將不只是可樂、汽水或咖啡，因為人們開始知道這些花草茶不僅可以做成很好的味道來喝，可以解渴，而且

還可以達到強身健康、治療疾病的目的。

在美國，很多人幾乎都不喝咖啡或可樂了，尤其是上了年紀的人，在他們家裡的健康食品櫃裡面，可以看到各種不同種類的花草茶。我個人每天也都服用花草茶，來幫助健康，希望這一章內容，可以激發讀者們對花草茶的重視以及喜好。

附錄——
健康軌道自我實用檢查項目

體力
增加——沒改變——減少

當你的飲食符合健康軌道飲食時，表示你身體有多數好的類荷爾蒙，這時你身體氧氣的轉換，以及脂肪的燃燒，會比較有效率，因此你的體力會好起來。當你的體力變得比較不好時，表示你可能的飲食讓你產生太多壞的類荷爾蒙，而脫離了「健康軌道」。

對醣類食物的食欲
增加——沒改變——減少

當你的飲食讓你進入「健康軌道」時，你的血糖將會很穩定，而較不會渴望甜食，你也不容易飢餓。

餐後到下次飢餓的時間
增加——沒改變——減少

「健康軌道」的飲食，會讓身體產生較少的壞類荷爾蒙，而壞的類荷爾蒙一般都會刺激胰島素的合成，並引起飢餓的感覺。然而，當你攝取的醣類食物太少時，身體裡面的胰島素分泌過少，也會造成

身體一種刺激食欲最有效的化學物質叫「神經肽Y」（Neuropeptite Y）的過度分泌，而感到飢餓。

指甲的硬度、光澤
增加——沒改變——減少

當你攝取「健康軌道」飲食時，好的類荷爾蒙會使一種叫「角蛋白」（Kertin）的蛋白物質合成增加，這可以由指甲的硬度及光澤看得出來。

頭髮的生長及黑度
增加——沒改變——減少

同樣地，好的類荷爾蒙所產生的角蛋白，會使一個人的頭髮烏黑。

糞便的硬度
增加——沒改變——減少

太多好的類荷爾蒙會造成血管擴張，而使腸子裡面水分過多，造成拉肚子。太多壞的類荷爾蒙會讓血管收縮，引起腸子裡面水分不夠，而造成便祕，因此當你的飲食進入「健康軌道」時，你的糞便應該是柔軟適中的。

睡眠飽足的時間（睡多久才覺得睡飽）

增加——沒改變——減少

如果你需要睡很久才感到睡夠了，那表示你身體產生太多壞的類荷爾蒙。

睡醒時感到無力感

增加——沒改變——減少

當身體產生太多壞的類荷爾蒙時，睡醒時會有無力感。

精神感覺

增加——沒改變——減少

當身體產生大多數好的類荷爾蒙時，你會感覺到精神及情緒很好，而不容易有暴躁、沮喪或易怒的現象。

精神、注意力

增加——沒改變——減少

「健康軌道」的飲食會讓你的血糖很平衡，不容易有血糖太高或太低的現象。如此，精神及注意力會較好。

疲倦感

增加——沒改變——減少

　　身體有太多好的類荷爾蒙，很容易造成血管擴張，而讓人感到疲倦。同樣地，身體有太多壞的類荷爾蒙時，會減少氧氣的轉換而使人有疲倦感。

皮膚光澤度

增加——沒改變——減少

　　當身體有太多壞的類荷爾蒙時，皮膚會乾燥，而且容易產生過敏性皮膚；當身體有大多數好的類荷爾蒙時，會刺激皮膚膠質的合成，而且增加微血管循環，使皮膚光澤有亮度。

排氣

增加——沒改變——減少

　　當身體的飲食進入「健康軌道」時，好的類荷爾蒙會讓消化道的蠕動比較好，而比較容易有排氣的現象。

頭痛

增加——沒改變——減少

　　身體有太多好的類荷爾蒙，容易引起血管擴張而頭痛；而太多壞的類荷爾蒙，也會讓血管收縮造成頭痛。

後記

我不知道你為什麼看這本書，也許你一直很健康，只是想知道自己吃的對不對。也許是你已經有健康上的問題，如：頭痛、體力不好、精神不濟等，或是你已經患有高血壓、心臟病，甚至中風等等，也許是你為了家人的健康來尋找資料。

不管如何，我想你願意看這本書，就表示你渴望進一步地了解飲食對健康的影響，這也意味著你看完這本書以後，可能需要修整或改變飲食，以使自己的健康恢復，或是持續下去。

然而，光有知識而沒有行動，往往是沒有實際的益處。當你了解怎樣的飲食才是健康之後，最重要的下一步就是要養成這種健康飲食的習慣，而這種健康飲食的習慣，如果與你以前的飲食習慣不同的話，那麼你就需要改變。然而要一個人改變習慣，是不容易的，改變意味著會有陣痛，也需要付出代價，就像產婦需懷胎九月，並付出生產時痛苦的代價，才能享受孩子出生的喜悅一樣。

從小我的體力就不好，到初中、高中，甚至讀醫學院時，都經常很累、沒精神，人家看到我總是覺得我的臉色不好，原因之一是我從小家境貧窮，經常三

餐不繼，更談不上吃的營養。醫學院畢業以後，我到美國深造，也很幸運的進入了著名的南加州大學醫學院附設醫院當住院醫師，但是我的精神、體力依然沒有改變，雖然我身體的檢查都很正常，但是我總覺得自己不是健康有活力的。直到幾年前，當我研究飲食與健康的關係之後，我發現是我的飲食大大地影響了我的健康。

我很愛吃米、飯、麵包等甜食，因為小時候能吃到甜的糕餅是少有的享受，因此甜食對我來說，是我覺得滿足的一種享受。而我父親的八個兄弟姊妹當中，七個有糖尿病，有幾位已經中風或腎衰竭，甚至過世了，這種家族式的遺傳，讓我的身體更不適合吃米、飯、麵包等醣類食物。

我發現如果我要恢復健康、避免家族性的糖尿病，並且活得有活力，我一定要改變我的飲食。但是從小的飲食習慣，要一下子改變是非常難的，直到我開業，每天忙碌的診所生活，加上研究、演講等等，我總是很累。那時我除了選擇不做研究，少看一些病人外，唯一能做的事，就是改變飲食。我決定少吃米、飯、麵包等醣類食物，並按「健康軌道」飲食原則吃，我花了三年的時間完全改變自我飲食習慣，而我的體力、健康也一步一步的好了起來，體重也由八十五公斤減到七十公斤。

當然改變不是馬上可以達成的，就好像徒步橫渡美洲大陸一樣。然而，每踏出一步，就前進一點，重要的不是你離終點有多遠，而是你離起點已經多遠了。

我發覺任何成功的人，他們都有一些不平凡的習慣。而一個健康的人，往往也是因為他們有健康的習慣，可以說一個人的習慣決定他（她）的命運、健康與事業。可惜的是，大多數的人想要有健康與成功的事業，卻不願意付出改變習慣的代價，使健康及成功對他們來說，總是遙不可及的夢想。

希望這本書不僅帶給你知識上的了解怎麼吃才健康，如果你覺得你的飲食習慣不是像這本書所提的「健康軌道飲食」，那麼你需要改變你的飲食習慣，下定決心從今天就開始做改變。相信你的健康、你家人，以及你孩子的健康，都會得到很大的益處了！

國家圖書館出版品預行編目 (CIP) 資料

吃的基因革命：怎麼吃、吃什麼，才能「真」健康 /
李世敏著 . -- 再版 . -- 新北市：文經社 , 2020.02
面；　公分 . -- (Health ; 21)

ISBN 978-957-663-783-4(平裝)

1. 健康飲食 2. 營養

411.3　　　　　　　　　　　　　　　108022623

Ⓒ 文經社

H021
吃的基因革命：怎麼吃、吃什麼，才能「真」健康

作　　　　者 ― 李世敏
責 任 編 輯 ― 謝昭儀
校　　　　對 ― 謝昭儀
封 面 設 計 ― 洸譜創意設計股份有限公司
版 面 設 計 ― 洸譜創意設計股份有限公司
出 　版　 社 ― 文經出版社有限公司
地　　　　址 ― 241 新北市三重區光復一段 61 巷 27 號 11 樓（鴻運大樓）
電　　　　話 ― (02)2278-3158　(02)2278-3338
傳　　　　真 ― (02)2278-3168
E － m a i l ― cosmax27@ms76.hinet.net

印　　　　刷 ― 永光彩色印刷股份有限公司
法 律 顧 問 ― 鄭玉燦律師

發 　行　 日 ― 2020 年 2 月再版　第一刷
定　　　　價 ― 新台幣 300 元

Printed in Taiwan
若有缺頁或裝訂錯誤請寄回總社更換
本社書籍及商標均受法律保障，請勿觸犯著作法或商標法